心血管常见病诊断与治疗

XINXUEGUAN CHANGJIANBING
ZHENDUAN YU ZHILIAO

主编　刘忠诚　孟庆燕　亓英姿
　　　郑　娜　陈　猛　李胜吉

U0381115

上海科学普及出版社

图书在版编目（CIP）数据

心血管常见病诊断与治疗／刘忠诚等主编. —上海：上海科学普及出版社，2022.12
ISBN 978-7-5427-8340-0

Ⅰ.①心… Ⅱ.①刘… Ⅲ.①心脏血管疾病–诊疗 Ⅳ.①R54

中国版本图书馆CIP数据核字（2022）第243653号

统　　筹　张善涛
责任编辑　陈星星
整体设计　宗　宁

心血管常见病诊断与治疗

主编　刘忠诚　孟庆燕　亓英姿
郑　娜　陈　猛　李胜吉

上海科学普及出版社出版发行

（上海中山北路832号　邮政编码200070）
http://www.pspsh.com

各地新华书店经销　山东麦德森文化传媒有限公司印刷
开本　710×1000　1/16　印张 12.75　插页 2　字数 228 800
2022年12月第1版　2022年12月第1次印刷

ISBN 978-7-5427-8340-0　定价：128.00元
本书如有缺页、错装或坏损等严重质量问题
请向工厂联系调换
联系电话：0531-82601513

编委会

主　编

刘忠诚　孟庆燕　亓英姿　郑　娜

陈　猛　李胜吉

副主编

李丛丛　林嘉隆　胡　威　雷　涛

邱彩云　张力鸥

编　委（按姓氏笔画排序）

亓英姿（山东中医药大学）

刘忠诚（济南北城医院）

李丛丛（滨州医学院附属医院）

李胜吉（潍坊市中医院）

邱彩云（诸城市中医医院）

张力鸥（鲁西南医院）

陈　猛（济宁医学院附属医院）

林嘉隆（广州医科大学附属第四医院/广州市增城区人民医院）

郑　娜（曹县人民医院）

孟庆燕（聊城市东昌府人民医院）

胡　威（孝感市中心医院）

雷　涛（湖北医药学院附属襄阳市第一人民医院）

前　言

　　心血管疾病是临床常见病，其病种繁杂，且急危重症多，是危害人类健康的头号杀手。随着生活压力的增加，以及人口老龄化和人们不健康的生活方式，我国心血管疾病的危险因素明显增多，心血管疾病的发病率和死亡率呈现逐年上升的趋势，心血管疾病的治疗、预防与保健已经越来越成为我国政府、医疗机构和广大民众共同关注的热点问题。近年来，随着基础医学和相关学科的发展，我们对各种心血管疾病的发病及病理生理机制有了更深刻的认识。同时介入诊疗学的兴盛使我们对心血管疾病的认识更全面、诊断更精确、治疗措施更完善。为了使心血管科医师紧跟心血管疾病诊疗的发展步伐，掌握先进的诊断技术和治疗方法，更好地为广大患者解除病痛，提高生活质量，我们特组织相关专业人员编写了《心血管常见病诊断与治疗》一书，书中既包含了相关专家的临床实践经验，也包含目前心血管疾病诊疗的新进展。本书的编写旨在为广大临床一线工作者提供一本重点突出、特色鲜明、形式新颖的心血管参考用书，同时希望为心血管科学的发展与进步贡献一份力量。

　　本书介绍了心律失常、心力衰竭、冠心病等临床常见病和多发病，对每种疾病的病因、病理、发病机制、临床表现、诊断和鉴别诊断、治疗和预后进行了详细的阐述。本书既注重基本理论和基本技能，也注重新颖性、专业性、前沿性和实用性，内容丰富、结构严谨、深入浅出、条理清晰、言简意赅、高屋建瓴，兼具专业性、学术性和实用性，对临床上的热点、难点问题给出了客观准确的描述和解析，可为心血管科医师、急诊科医师、全科医师和在校医学生提供参考。

由于本书编写时间仓促，且我们的专业水平有限，书中难免存在不足和纰漏之处。为了进一步提高书稿的质量，我们真诚地期待各位读者提供宝贵的意见。

《心血管常见病诊断与治疗》编委会

2022 年 10 月

目　录

心律失常

第一节　窦性心动过速

正常窦房结发放冲动的频率易受自主神经的影响,且取决于交感神经与迷走神经的相互作用,此外,还受其他许多因素的影响,包括缺氧、酸中毒、温度、机械张力和激素(如三碘甲状腺原氨酸)等。

窦性心律一般在 60～100 次/分,成人的窦性心律超过 100 次/分即为窦性心动过速。包括生理性窦性心动过速和不适当窦性心动过速。

生理性窦性心动过速是一种人体对适当的生理刺激或病理刺激的正常反应,是常见的窦性心动过速。

不适当窦性心动过速是指静息状态下窦性心律持续增快,或窦性心律的增快与生理、情绪、病理状态或药物作用水平无关或不相一致,是少见的一种非阵发性窦性心动过速。

一、病因

生理性窦性心动过速与生理、情绪、病理状态或药物作用有关。健康人运动、情绪紧张和激动、体力活动、吸烟、饮酒、喝茶和咖啡,及感染、发热、贫血、失血、低血压、血容量不足、休克、缺氧、甲状腺功能亢进、呼吸功能不全、心力衰竭、心肌炎和心肌缺血等均可引起窦性心动过速。药物的应用如儿茶酚胺类药物、阿托品、氨茶碱和甲状腺素制剂等也是引起窦性心动过速的原因。其发生机制通常认为是由于窦房结细胞舒张期 4 相除极加速引起了窦性心动过速。窦房结内起搏细胞的位置上移也可使发放冲动的频率增加。

不适当窦性心动过速见于健康人。其发生机制可能是窦房结本身的自律性增高,或者是自主神经对窦房结的调节失衡,表现为交感神经兴奋性增高,迷走神经张力减低。也见于导管射频消融治疗房室结折返性心动过速术后。

二、临床表现

生理性窦性心动过速时,频率通常逐渐加快,再逐渐减慢至正常,心率一般在 100～180 次/分,有时可高达 200 次/分。刺激迷走神经的操作如按摩颈动脉窦、Valsalva 动作等均可使窦性心动过速逐渐减慢,当增高的迷走神经张力减弱或消失时,心率可恢复到以前的水平。患者大多感觉心悸不适,其他症状取决于原发疾病。

不适当窦性心动过速患者绝大多数为女性,约占 90%。主要症状为心悸,也可有头晕、眩晕、先兆晕厥、胸痛、气短等不适表现。轻者可无症状,只是在体格检查时发现;重者活动能力受限制。

三、心电图与电生理检查

(一)生理性窦性心动过速

表现为窦性 P 波,频率＞100 次/分,PP 间期可有轻度变化,P 波形态正常,但振幅可变大或高尖。PR 间期一般固定。心率较快时,有时 P 波可重叠在前一心搏的 T 波上。

(二)不适当窦性心动过速

诊断有赖于有创性和无创性的检查。

(1)心动过速及其症状呈非阵发性。

(2)动态心电图提示患者出现持续性窦性心动过速,心率超过 100 次/分。

(3)P 波的形态和心内激动顺序与窦性心律时完全相同。

(4)排除继发性窦性心动过速的原因,如甲状腺功能亢进等。

四、治疗

(一)生理性窦性心动过速

生理性窦性心动过速的治疗主要在于积极查找并去除诱因,治疗原发疾病,如戒烟、避免饮酒、勿饮用浓茶和咖啡;感染者应予以控制,发热者应退热,贫血者应纠治,血容量不足者应补液等。少数患者可短期服用镇静剂,必要时选用 β 受体阻滞剂、非二氢吡啶类钙通道阻滞剂等以减慢心率。

(二)不适当窦性心动过速

是否需要治疗主要取决于症状。药物治疗首选 β 受体阻滞剂,非二氢吡啶类钙通道阻滞剂也能奏效。对于症状明显、药物疗效不佳的顽固性不适当窦性心动过速患者,有报道采用导管射频消融改善窦房结功能取得了较好的效果。利用外科手术切除窦房结或闭塞窦房结动脉的方法进行治疗也有成功的个案报道。

第二节 窦房结折返性心动过速

窦房结折返性心动过速是由于窦房结内或其周围组织发生折返而形成的心动过速。占室上性心动过速的 $5\%\sim10\%$。可见于各年龄组,尤其是高龄者,无明显性别差异。常见于器质性心脏病患者,冠心病、心肌病、风心病尤其是病态窦房结综合征是常见病因,也可见于无器质性心脏病患者。

一、心电图表现

心动过速呈阵发性,中间夹杂窦性搏动,多由房性期前收缩诱发和终止。P 波形态与窦性 P 波相同或非常相似。P 波常重叠在 T 波或 ST 段,有时不易与窦性 P 波区别。频率大多在 $80\sim200$ 次/分,平均多在 $130\sim140$ 次/分。PR 间期与心动过速的频率有关。心动过速的 RR 间期比 PR 间期长。PR 间期比窦性心律时稍有延长,通常在正常参考值范围内并保持 1:1 房室传导,可伴有文氏现象。刺激迷走神经可使心动过速减慢,然后突然终止。在心动过速终止前可出现房室传导时间延长或发生房室传导阻滞,但不影响窦房结折返(图 1-1)。

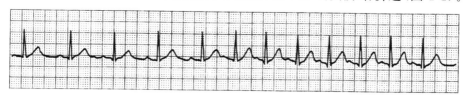

图 1-1 窦房结折返性心动过速

第 6 个 QRS 波群开始出现连续规则的心动过速,其前的 P 波形态与窦性 P 波形态基本一致

二、诊断

窦房结折返性心动过速的诊断有赖于有创性和无创性心脏电生理检查。房性期前收缩后出现心动过速,而 P 波形态与窦性 P 波相同,应考虑窦房结折返性

心动过速的诊断。以下特点高度提示窦房结折返性心动过速。

（1）心动过速及其症状呈阵发性。

（2）P波形态与窦性P波相同,其向量方向是从上向下、从右向左。

（3）心房激动顺序与窦性心律时相同,是从高向低、从右向左。

（4）心房期前刺激可诱发和终止心动过速。

（5）心动过速的诱发不需要房内或房室结传导时间的延长。

（6）心动过速可被迷走神经刺激或腺苷终止。

三、治疗

由于心动过速的频率较慢,症状轻微或无症状,许多患者并未就医。对于有症状的患者,如果是与焦虑所致心动过速有关,可给予镇静药物和β受体阻滞剂。刺激迷走神经的方法、β受体阻滞剂、非二氢吡啶类钙通道阻滞剂、洋地黄、腺苷、胺碘酮等能有效终止和预防发作。对于顽固病例,可采用射频导管消融部分或全部房室结的方法进行治疗。

第三节　期　前　收　缩

期前收缩也称期外收缩或额外收缩,是指起源于窦房结以外的异位起搏点提前发出的激动。期前收缩是临床上最常见的心律失常。

一、期前收缩的分类

期前收缩可起源于窦房结(包括窦房交界区)、心房、房室交界区和心室,分别称为窦性、房性、房室交界性和室性期前收缩。前3种起源于希氏束分叉以上,统称为室上性期前收缩。室性期前收缩起源于希氏束分叉以下部位。在各类期前收缩中,以室性期前收缩最为常见,房性和交界性期前收缩次之,而窦性期前收缩极为罕见,且根据心电图不易作出肯定的诊断。

（1）根据期前收缩发生的频度可分为偶发和频发期前收缩。一般将每分钟发作＜5次称为偶发期前收缩,每分钟发作≥5次称为频发期前收缩。

（2）根据期前收缩的形态可分为单形性和多形性期前收缩。

（3）依据发生部位分为单源性和多源性期前收缩,单源性期前收缩是指期前收缩的形态和配对间期均相同,而多源性期前收缩的形态和配对间期均不同。

期前收缩与主导心律心搏成组出现称为"联律"。"二联律""三联律"和"四联律"指主导心律搏动和期前收缩交替出现,每个主导心律搏动后出现一个期前收缩称为二联律;每两个主导心律搏动后出现一个期前收缩称为三联律;每3个主导心律搏动后出现一个期前收缩称为四联律。两个期前收缩连续出现称为成对的期前收缩,3～5次期前收缩连续出现称为成串或连发的期前收缩。一般将≥3次连续出现的期前收缩称为心动过速。

期前收缩按照发生机制可分为自律性增高、触发激动和折返激动。目前认为折返激动是期前收缩发生的主要原因,也是大部分心动过速发生的主要机制。

二、期前收缩的病因

期前收缩可发生于正常的人,但器质性心脏病患者更常见,也可以由心脏以外的因素诱发。期前收缩可以发生于任何年龄,在儿童相对少见,但随着年龄增长发病率升高,在老年人较多见。炎症、缺血、缺氧、麻醉、心导管检查、外科手术和左心室假腱索等均可使心肌受到机械、电、化学性刺激而发生期前收缩。期前收缩常见于冠心病、心肌病、风湿性心脏病、肺心病、高血压左心室肥厚、二尖瓣脱垂患者,尤其是在发生急性心肌梗死和心力衰竭时。洋地黄、酒石酸锑钾、普鲁卡因胺、奎尼丁、三环类抗抑郁药中毒等也可以引起期前收缩。电解质紊乱可诱发期前收缩,特别是低钾。期前收缩也可以因神经功能性因素引起,如激烈运动、精神紧张、长期失眠,过量摄入烟、酒、茶、咖啡等。

三、临床表现

期前收缩患者的主要症状是心悸,表现为短暂心搏停止的漏搏感。偶发期前收缩者可以无任何症状,或仅有心悸、"停跳"感。期前收缩次数过多者可以有头晕、乏力、胸闷甚至晕厥等症状。

心脏体检听诊时,发现节律不齐,有提前出现的心脏搏动,其后有较长的停搏间歇。期前收缩的第一心音可明显增强,也可减弱,主要与期前收缩时房室瓣的位置有关。第二心音大多减弱或消失。室性期前收缩因左、右心室收缩不同步而常引起第一、第二心音的分裂。期前收缩发生越早,心室的充盈量和搏出量越少,桡动脉搏动也相应地减弱,甚至完全不能扪及。

四、心电图检查

(一)窦性期前收缩

窦性期前收缩是窦房结起搏点提前发放激动或在窦房结内折返引起的

期前收缩。

心电图特点：①在窦性心律的基础上提前出现 P 波，与窦性 P 波完全相同；②期前收缩的配对间期多相同；③等周期代偿间歇，即代偿间歇与基本窦性周期相同；④期前收缩下传的 QRS 波群多与基本窦性周期的 QRS 波群相同，少数也可伴室内差异性传导而呈宽大畸形。

(二)房性期前收缩

房性期前收缩是起源于心房并提前出现的期前收缩。

心电图特点：①提前出现的房波(P' 波)，P' 波有时与窦性 P 波很相似，但是多数情况下二者有明显差别；当基础窦性节律不断变化时，房性期前收缩较难判断，但房波(P' 波与窦性 P 波)之间形态的差异可提示诊断；发生很早的房性期前收缩的 P' 波可重叠在前一心搏的 T 波上而不易辨认造成漏诊，仔细比较 T 波形态的差别有助于识别 P' 波。②P'R 间期正常或延长。③房性期前收缩发生在舒张早期，如果适逢房室交界区仍处于前次激动过后的不应期，该期前收缩可产生传导的中断(称为未下传的房性期前收缩)或传导延迟(下传的 P'R 间期延长，>120 毫秒)；前者表现为 P' 波后无 QRS 波群，P' 波未能被识别时可误诊为窦性停搏或窦房阻滞。④房性期前收缩多数呈不完全代偿间歇，因 P' 波逆传使窦房结提前除极，包括房性期前收缩 P' 波在内的前后两个窦性下传 P 波的间距短于窦性 PP 间距的 2 倍，称为不完全代偿间歇；若房性期前收缩发生较晚或窦房结周围组织的不应期较长，P' 波未能影响窦房结的节律，期前收缩前后两个窦性下传 P 波的间距等于窦性 PP 间距的两倍，称为完全代偿间歇。⑤房性期前收缩下传的 QRS 波群大多与基本窦性周期的 QRS 波群相同，也可伴室内差异性传导而呈宽大畸形(图 1-2)。

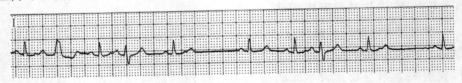

图 1-2　房性期前收缩

提前发生的 P' 波，形态不同于窦性 P 波，落在其前的 QRS 波群的
ST 段上，P'R 间期延长，在 T 波后产生 QRS 波群，呈不同程度的心
室内差异性传导，有的未下传，无 QRS 波群，均有不完全代偿间歇

(三)房室交界性期前收缩

房室交界性期前收缩是起源于房室交界区并提前出现的期前收缩。提前的

异位激动可前传激动心室和逆传激动心房(P'波)。

心电图特点:①提前出现的 QRS 波群,形态与窦性相同,部分可伴室内差异性传导而呈宽大畸形;②逆行 P' 波可出现在 QRS 波群之前(P'R 间期<0.12 秒)、之后(RP' 间期<0.20 秒),也可埋藏在 QRS 波群之中;③完全代偿间歇,因房室交界性期前收缩起源点远离窦房结,逆行激动常与窦性激动在房室交界区或窦房交界区发生干扰,窦房结的节律不受影响,表现为包含房室交界性期前收缩在内的前后两个窦性P波的间距等于窦性节律 PP 间距的两倍(图 1-3)。

(四)室性期前收缩

室性期前收缩是由希氏束分叉以下的异位起搏点提前激动产生的期前收缩。

心电图特点:①提前发生的宽大畸形的 QRS 波群,时限通常≥0.12 秒,T 波方向多与 QRS 波群的主波方向相反;②提前的 QRS 波群前无 P 波或无相关的 P 波;③完全代偿间歇,因室性期前收缩很少能逆传侵入窦房结,故窦房结的节律不受室性期前收缩的影响,表现为包含室性期前收缩在内的前后 2 个窦性下传搏动的间距等于窦性节律 RR 间距的 2 倍(图 1-4)。

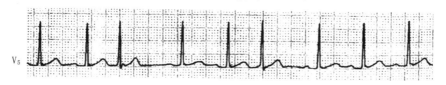

图 1-3 房室交界性期前收缩

第 3 个和第 6 个 QRS 波群提前发生,畸形不明显,前无相关 P 波,后无逆行的 P' 波,完全代偿间歇

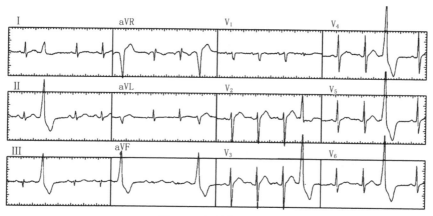

图 1-4 室性期前收缩

各导联均可见提前发生的宽大畸形 QRS 波群及 T 波倒置,前无 P 波,代偿间歇完全

室性期前收缩可表现为多种类型。①插入性室性期前收缩：这种期前收缩发生在两个正常窦性搏动之间，无代偿间歇；②单源性室性期前收缩：起源于同一室性异位起搏点的期前收缩，形态和配对间期完全相同；③多源性室性期前收缩：同一导联出现两种或两种以上形态和配对间期不同的室性期前收缩；④多形性室性期前收缩：在同一导联上配对间期相同但形态不同的室性期前收缩；⑤室性期前收缩二联律：每一个室性期前收缩和一个窦性搏动交替发生，具有固定的配对间期；⑥室性期前收缩三联律：每两个窦性搏动后出现一个室性期前收缩；⑦成对的室性期前收缩：室性期前收缩成对出现；⑧R-on-T 型室性期前收缩：室性期前收缩落在前一个窦性心搏的 T 波上；⑨室性反复心搏：少数室性期前收缩的冲动可逆传至心房，产生逆行 P 波（P' 波），后者可再次下传激动心室，形成反复心搏；⑩室性并行心律：室性期前收缩的异位起搏点以固定间期或固定间期的倍数规律的自动发放冲动，并能防止窦房结冲动的入侵，其心电图表现为室性期前收缩的配对间期不固定而 QRS 波群的形态一致，异位搏动的间距有固定的倍数关系，偶有室性融合波。

五、诊断

患者的心悸等不适症状可提示期前收缩的诊断线索。体检时心脏听诊大多容易诊断期前收缩。频发的期前收缩有时不易与心房颤动等相鉴别，但后者心室律更为不整齐；运动后心率增快时部分期前收缩可减少或消失。心搏呈二联律者，大多数由期前收缩引起，此外也可以是房室传导阻滞 3：2 房室传导。

心电图检查是明确期前收缩诊断的重要步骤，并能进一步确定期前收缩的类型。尤其是某些特殊类型的期前收缩，如未下传的房性期前收缩、插入性期前收缩、多源性期前收缩等，更需要心电图确诊。

六、治疗

（一）窦性期前收缩

通常不需治疗，应针对原发病处理。

（二）房性期前收缩

一般不需治疗，频繁发作伴有明显症状或引发心动过速者，应适当治疗。主要包括去除诱因、消除症状和控制发作。患者应避免劳累、精神过度紧张和情绪激动，戒烟戒酒，不要饮用浓茶和咖啡。有心力衰竭时应适当给予洋地黄制剂。治疗的药物可酌情选用 β 受体阻滞剂、钙通道阻滞剂、普罗帕酮及胺碘酮等。

(三)房室交界性期前收缩

通常不需治疗。由心力衰竭引起的房室交界性期前收缩,适当给予洋地黄制剂即可控制。频繁发作伴有明显症状者,可酌情选用β受体阻滞剂、钙通道阻滞剂、普罗帕酮等。起源于房室结远端的期前收缩,有可能由于发生在心动周期的早期而诱发快速性室性心律失常,这种情况下,治疗与室性期前收缩相同。

(四)室性期前收缩

首先应积极消除引起室性期前收缩的诱因、治疗基础疾病。室性期前收缩本身是否需要治疗取决于室性期前收缩的临床意义。

(1)临床上大多数室性期前收缩患者无器质性心脏病,室性期前收缩不增加这类患者心源性猝死的危险,可视为良性室性期前收缩,如果无明显症状则不需要药物治疗。对于这些患者,不应过分强调治疗室性期前收缩,以避免引起过度紧张焦虑。如果患者症状明显,则给予治疗,目的在于消除症状。患者应避免劳累、精神过度紧张和焦虑,戒烟戒酒,不饮用浓茶和咖啡等,鼓励适当的活动,如果无效则应给予药物治疗,包括镇静剂、抗心律失常药物等。β受体阻滞剂可首先选用,如果室性期前收缩随心率的增加而增多,β受体阻滞剂特别有效。无效时可改用的其他药物有美西律、普罗帕酮等。

患者无器质性心脏病客观依据,若室性期前收缩起源于右心室流出道,可首选β受体阻滞剂,也可选用普罗帕酮;若室性期前收缩起源于左心室间隔,首选维拉帕米。对于室性期前收缩频发、症状明显、药物治疗效果不佳的患者,可考虑射频导管消融治疗,大多数患者能取得良好的效果。

(2)发生于急性心肌梗死早期的室性期前收缩,尤其是频发、成对、多源、R-on-T型室性期前收缩,应首先静脉使用胺碘酮,也可选用利多卡因。如果急性心肌梗死患者早期出现窦性心动过速伴发室性期前收缩,则早期静脉使用β受体阻滞剂等能有效减少心室颤动的发生。室性期前收缩发生于某些暂时性心肌缺血的情况下,如变异型心绞痛、溶栓和冠状动脉介入治疗后的再灌注心律失常等,可静脉使用利多卡因。

器质性心脏病伴轻度心功能不全(EF 40%～50%)时发生的室性期前收缩,如果无症状,原则上积极治疗基础心脏病,并去除诱因,不必针对室性期前收缩采用药物治疗。如果症状明显,可选用β受体阻滞剂、美西律、普罗帕酮、莫雷西嗪、胺碘酮。

器质性心脏病合并中重度心力衰竭时发生的室性期前收缩,心源性猝死的危险性增加。β受体阻滞剂对于减少室性期前收缩的疗效虽不明显,但能降低心肌梗死后猝死的发生率。胺碘酮对于心肌梗死后心力衰竭伴有室性期前收缩的患者能有效抑制室性期前收缩,致心律失常作用发生率低,对心功能抑制轻微,可小剂量维持使用以减少不良反应的发生。CAST 试验结果显示,某些Ⅰc 类抗心律失常药物用于治疗心肌梗死后室性期前收缩,尽管药物能有效控制室性期前收缩,但是总死亡率反而显著增加,原因是这些药物本身具有致心律失常作用。因此,心肌梗死后室性期前收缩应当避免使用Ⅰ类,特别是Ⅰc 类抗心律失常药物。

二尖瓣脱垂患者常见室性期前收缩,但很少出现预后不良,治疗可依照无器质性心脏病并发室性期前收缩的处理原则。如患者合并二尖瓣反流及心电图异常表现,发生室性期前收缩时有一定的危险,可首先选用β受体阻滞剂,无效时再改用Ⅰ类或Ⅲ类抗心律失常药物。

第四节　室性心动过速

室性心动过速(ventricular tachycardia,VT)简称室速,是临床上较为严重的一类快速性心律失常,大多数发生于器质性心脏病患者,可引起血流动力学变化,若未能得到及时有效的治疗,可导致心源性猝死。室速也可见于结构正常的无器质性心脏病患者。

一、定义和分类

室性心动过速(室速)是指发生于希氏束分叉以下的束支、浦肯野纤维、心室肌的快速性心律失常。目前室速的定义大多采用 Wellens 的命名方法,将室速定义为频率超过 100 次/分、自发、连续 3 个或 3 个以上的室性期前搏动或程序刺激诱发的至少连续 6 个室性期前搏动。

室速的分类方法较多,各有其优缺点,但尚无统一的国际标准。根据室速的心电图表现、持续时间、发作方式、对血流动力学的影响、病因等不同特征可将室速分为不同的类型。

（一）根据室速发作的心电图形态分类

1.单形性室速

单形性室速是指室速发作时 QRS 波群形态在心电图同一导联上单一而稳定（图 1-5），既可呈短阵性（非持续性），也可呈持续性。有一些患者在多次发作心动过速时，QRS 波群形态并非一致，但只要每次心动过速发作时的 QRS 波群形态单一，均可确定为单形性室速。

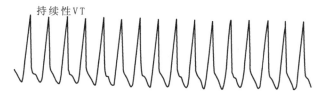

图 1-5　持续性单形性室速

QRS 波群形态在同一导联上单一而稳定

大部分的室速属单形性，根据 QRS 波群的形态可分为右束支传导阻滞型室速和左束支传导阻滞型室速。右束支传导阻滞型室速是指 V_1 导联的 QRS 波群呈 rsR'、qR、RS 型或 RR' 型（图 1-6），而 V_1 导联的 QRS 波群呈 QS、rS 或 qrS 型则称为左束支传导阻滞型室速（图 1-7）。

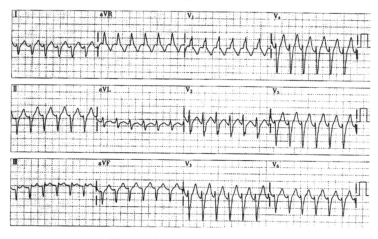

图 1-6　右束支传导阻滞型室速

V_1 导联的 QRS 波群呈 rsR' 型

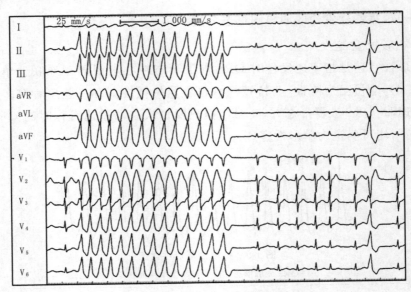

图 1-7　左束支传导阻滞型室速

V₁ 导联的 QRS 波群呈 QS 型

2.多形性室速（polymorphic VT）

多形性室速是指室速发作时 QRS 波群在心电图同一导联上出现 3 种或 3 种以上形态。根据室速发作前基础心律的 QT 间期长短可进一步将多形性室速分为两种类型：①尖端扭转型室性心动过速（torsade de pointes，Tdp）：室速发作前的 QT 间期延长，发作时 QRS 波群沿着一基线上下扭转（图 1-8）；②多形性室性心动过速：室速发作前的 QT 间期正常，发作时心电图同一导联上出现 3 种或 3 种以上形态的QRS 波群（图 1-9）。

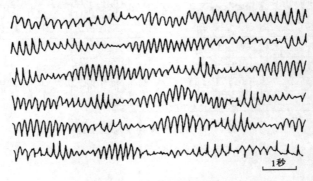

1秒

图 1-8　尖端扭转型室速

QRS 波群增宽，振幅和形态变化较大，主波方向围绕基线出现上下扭转

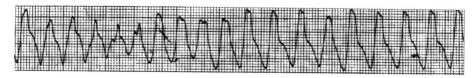

图 1-9　多形性室速

心室率 170 次/分,QRS 波群增宽畸形,呈 3 种以上的形态,第 4、第 5 个 QRS 波群似融合波

近几年一些学者发现,有些多形性室速患者表现为极短联律间期,无明显器质性心脏病依据。窦性心律时 QT 间期、T 波、U 波均正常,常常具有极短的联律间期,其病因尚不明确,有的发生机制可能为触发活动。

3.双向性室速(bidirectional VT)

双向性室速是指室速发作时心电图的同一导联上 QRS 波群呈现两种形态并交替出现,表现为肢体导联 QRS 波群主波方向交替发生正负相反的改变,或胸前导联 QRS 波群呈现左、右束支传导阻滞图形并交替变化(图 1-10)。双向性室速在临床上比较少见,主要见于严重的器质性心脏病(如扩张型心肌病、冠心病等)或洋地黄中毒,该型室速患者的基本心律失常为心房颤动。发生在正常人的双向性室速意义不太清楚,有人认为可能对预示心脏骤停具有一定的意义。

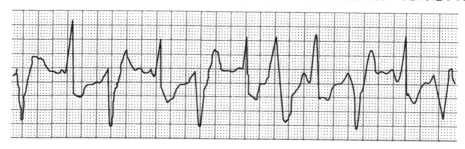

图 1-10　双向性室速

QRS 波群呈两种形态并交替出现

(二)根据室速的发作时间分类

根据室速发作的持续时间和血流动力学改变,可分为 3 种类型。

1.持续性室速(sustained VT)

持续性室速是指心动过速的发作时间达到或超过 30 秒,或虽未达到30 秒但发作时心动过速引起严重血流动力学改变。

由于此型多见于器质性心脏病患者,室速的发作时间较长,常伴有严重血流动力学改变,患者出现心慌、胸闷、晕厥等症状,需要立即体外直流电复律。

若室速不间断发作,虽然其间有窦性心律但大部分时间为室速,称为无休止性室速。它是持续性室速的一种严重类型,发作时间持续 24 小时以上,使用各种抗心律失常药物或体外直流电复律等均不能有效终止心动过速的发作。多见于冠心病或扩张型心肌病患者,预后不良,病死率很高。

2.非持续性室速(non-sustained VT)

非持续性室速是指室速发作持续时间较短,持续时间在 30 秒内能自行终止者。此型在临床上十分常见,在无器质性心脏病患者中占 0~6%,在器质性心脏病患者中占 13%。由于持续时间较短,一般不出现晕厥等严重血流动力学改变的症状,患者常仅有心慌、胸闷等不适。

(三)根据有无器质性心脏病分类

1.病理性室速

各种器质性心脏病导致的室速。根据引起室速的病因,可分为冠心病室速、心肌病室速、药物性室速、右心室发育不良性室速等。

2.特发性室速

发生在形态和结构正常的心脏的室速。根据发生部位,可分为左心室特发性室速和右心室特发性室速。

(四)根据发作方式分类

可分为阵发性室速(又称为期前收缩型室速)及非阵发性室速(又称为加速性室性自主心律)。

(五)根据室速发作的血流动力学和预后分类

1.良性室速

室速发作时未造成明显血流动力学障碍,发生心源性猝死的危险性很低。主要见于无器质性心脏病患者。

2.潜在恶性室速

非持续性但反复发作的室速,不常导致血流动力学障碍,但可能引起心源性猝死,患者大多有器质性心脏病的客观依据。

3.恶性室速

反复发作持续性室速,造成明显血流动力学障碍,表现为黑蒙、晕厥或晕厥前期、心功能不全恶化、心绞痛发作甚至猝死。常发生在心脏扩大、LVEF 小于 30%的患者。常见类型有多形性室速、尖端扭转型室速、束支折返性室速等。

(六)根据室速的发生机制分类

1.折返性室速

由折返机制引起的室速,折返是室速最常见的发生机制。

2.自律性增高性室速

由心室内异位起搏点自律性增高引起的室速,见于加速性室性自主心律。

3.触发活动性室速

由后除极引起的室速,主要见于由长 QT 间期综合征引起的尖端扭转型室速、洋地黄中毒引起的室速。

(七)特殊命名的室速

包括束支折返性室速、维拉帕米敏感性室速或分支型室速、儿茶酚胺敏感性室速、致心律失常性右心室发育不良性室速、尖端扭转型室速、并行心律性室速、无休止性室速、多形性室速、双向性室速。

二、病因和发病机制

(一)病因

1.器质性心脏病

器质性心脏病是室速的主要病因,约 80% 的室速具有器质性心脏病的病理基础。最常见为冠心病,特别是急性心肌梗死及陈旧性心肌梗死伴有室壁瘤或心功能不全。其次为心肌病、心力衰竭、急性心肌炎、二尖瓣脱垂、心瓣膜病、先天性心脏病等。

2.药物

除 β 受体阻滞剂外,各种抗心律失常药物都可能引起室速。常见的有 Ⅰa、Ⅰc 类抗心律失常药、索他洛尔等。拟交感神经药、洋地黄制剂、三环类抗抑郁药等大剂量使用时也可出现室速。

3.电解质紊乱、酸碱平衡失调

特别是低钾血症时。

4.其他病因

如先天性、获得性长 QT 间期综合征,麻醉,心脏手术和心导管操作等。

5.特发性

约 10% 的室速无器质性心脏病客观依据和其他原因可寻,称为特发性室速。少数正常人在运动和情绪激动时也可出现室速。

（二）发生机制

室速的发生机制包括折返、触发活动和自律性增高。冠心病心肌缺血及心肌梗死、心肌病等由于心肌缺血、缺氧、炎症、局部瘢痕形成、纤维化导致传导缓慢，为折返提供了形成条件，细胞外钾离子、钙离子浓度的改变，pH 降低等也影响心肌的自律性和传导性，可成为室速的诱因并参与折返的形成。触发活动是除折返外的另一种重要机制，尖端扭转型室速、洋地黄制剂中毒可能与触发活动有关。自律性增高是部分室速的发生机制。在急性心肌梗死早期，室性心律失常的发生机制包括折返、自律性增高和触发活动，陈旧性心肌梗死单形性持续性室速的机制多为折返，非持续性室速的机制可能与单形性持续性室速不同。致心律失常性右心室发育不良的室速机制可能为折返，特发性室速的发生机制主要为触发活动，也可能包括折返和自律性增高。

三、临床表现

室速发作的临床表现主要取决于室速是否导致血流动力学障碍，与室速发生的频率、持续时间、有无器质性心脏病及其严重程度、原有的心功能状态等有关。

临床上，大多数患者室速发作为阵发性，其临床特征是发病突然，一般会突感心悸、心慌、胸闷、胸痛等心前区不适，头部或颈部发胀及跳动感，严重者还可出现精神不安、恐惧、全身乏力、面色苍白、四肢厥冷，甚至黑蒙、晕厥、休克、阿-斯综合征发作，少数患者可致心脏性猝死。也有少数患者症状并不明显。若为非器质性心脏病引起者，持续时间大多短暂，症状也较轻，可自行恢复或经治疗后室速终止，虽然反复发作但预后一般良好。而具有较严重的器质性心脏病基础者，在心动过速发作后可因心肌收缩力减弱，心室和心房的收缩时间不同步，心室的充盈和心排血量明显减弱，患者可迅速出现心力衰竭、肺水肿或休克等严重后果，有的甚至可发展为心室颤动而致心脏性猝死。

室速发作时，体格检查可发现心率一般在 130～200 次/分，也有的较慢，约 70 次/分，少数患者的频率较快，可达 300 次/分，节律多较规则，有的不绝对规则（如多形性室速发作时），心尖部第一心音和外周脉搏强弱不等，可有奔马律和第一、第二心音分裂，有的甚至只能听到单一的心音或大炮音。第一心音响度和血压随每一次心搏而发生变化，提示心动过速时发生了房室分离，是室性心动过速发作时较有特征性的体征。有些室速发作时，因 QRS 波群明显增宽而第一、第二心音呈宽分裂，可见颈静脉搏动强弱不等，有时可见颈静脉搏动出现大炮波,比心尖部搏动频率慢。

四、心电图表现

室速的心电图主要有以下表现。

(1)3个或3个以上连续出现畸形、增宽的QRS波群,QRS间期一般≥0.12秒,伴有继发性ST-T改变。少数起源于希氏束分叉处的室速,QRS间期可不超过0.12秒。QRS波群前无固定P波,心室率>100次/分,常为130~250次/分。有些特殊类型室速的心室率低至70次/分,少数高达300次/分。单形性室速RR间距规整,一般相差<20毫秒,而多形性室速RR间距往往不规则,差别较大。

(2)大多数患者室速发作时的心室率快于心房率,心房和心室分离,P波与QRS波群无关或埋藏在增宽畸形的QRS波群及ST段上而不易辨认。部分患者可呈现1∶1室房传导,也有部分患者呈现室房2∶1或文氏传导阻滞。

(3)心室夺获:表现为室速发作伴有房室分离时,偶有适时的窦性激动下传心室,出现所谓提前的窦性心搏,QRS波群为室上性,其前有P波且PR间期>0.12秒。

(4)室性融合波:是不完全性心室夺获,由下传的窦性激动和室性异位搏动共同激动心室而形成,图形介于窦性和室速的QRS波群之间。心室夺获和室性融合波是室速的可靠证据,但发生率较低,仅见于5%左右的患者。

(5)室速常由室性期前收缩诱发,即在发作前后可出现室性期前收缩,后者QRS波群形态与室速相同、近似或者不一致。少数情况下,室速也可由室上性心动过速诱发。

五、室速的诊断和鉴别诊断

室速的诊断主要依靠心电图表现,病史、症状、体征等临床资料可为诊断提供线索,应与宽QRS波群的室上性心动过速鉴别,诊断不明确时对有适应证的患者需进行心脏电生理检查才能确诊。

(一)临床资料

一般而言,室速大多发生在有器质性心脏病的患者,而室上性心动过速患者多无器质性心脏病的依据。冠心病心肌梗死、急性心肌炎、心肌病、心力衰竭等患者发生的宽QRS波群心动过速,室速的可能性大。而心脏形态、结构正常,心动过速反复发作多年,甚至从年轻时就有发作,尤其是不发作时心电图有预激综合征表现者,室上性心动过速的可能性较大。发作时刺激迷走神经能终止心动过速者,大多是室上性心动过速;有时室速呈1:1室房传导,刺激迷走神经虽然不能终止心动过速,但可延缓房室结传导,如果心动过速时室房由1:1传导转变为2:1或文氏传导,有助于室速的诊断。

体格检查时如颈静脉出现大炮波,第一心音闻及大炮音,有助于室速的诊断。

(二)心电图检查

室速发作时QRS波群增宽,间期≥0.12秒,表现为宽QRS波群心动过速。此外,室上性心动过速伴室内差异性传导、原有束支传导阻滞伴发的室上性心动过速、旁路前向传导的房性心动过速、心房扑动、心房颤动及预激综合征逆向性房室折返性心动过速均可见其QRS波群增宽。由于不同原因的宽QRS波群心动过速,其治疗和预后不尽相同,如果诊断错误导致治疗严重失误,则可能出现严重不良后果。因此,室速应与这些宽QRS波群的室上性心动过速相鉴别。临床上,室速是宽QRS波群心动过速的最常见类型,约占80%。对于任何一例宽QRS波群心动过速在没有依据表明是其他机制所致以前,均初步拟诊为室速。除非有差异性传导的证据,否则不宜轻易诊断室上性心动过速伴室内差异性传导。

表1-1列举了室上性心动过速伴室内差异性传导与室速的区别,可供鉴别诊断参考。

表 1-1　室性心动过速与室上性心动过速伴室内差异性传导的区别

	支持室性心动过速的依据	支持室上性心动过速伴室内差异性传导的依据
P 波与 QRS 波群的关系	房室分离或逆向 P′波	宽 QRS 波群前或后有 P′波,呈 1:1 关系,偶有 2:1、3:2 房室传导阻滞
心室夺获或室性融合波	可见到,为诊断的有力证据	无
QRS 额面电轴	常左偏(-180°~-30°)	很少左偏(3%~13%)
QRS 波形态		
右束支传导阻滞型	QRS 间期>0.14 秒	QRS 间期为 0.12~0.14 秒
V₁ 导联	R 形波或双相波(qR、QR 或 RS 型)伴 R>R′	三相波(rsR′、RSR′型)(85%)
V₆ 导联	rs 或 QS 形,R/S<1	qRs 形,R/S 很少小于 1
左束支传导阻滞型	QRS 间期>0.16 秒	QRS 间期为 0.14 秒

续表

	支持室性心动过速的依据	支持室上性心动过速伴室内差异性传导的依据
V₁ 导联	R 波＞30 毫秒,R 波开始至 S 波最低点＞60 毫秒,S 波顿挫	很少有左述形态
V₆ 导联	QR 或 QS 形	R 波单向
刺激迷走神经	无效	可终止发作或减慢心率
其他	V₁～V₆ 导联都呈现正向或负向 QRS 波群,QRS 波群形态与窦性心律时室性期前收缩一致	原有的束支阻滞或预激 QRS 波群形态与心动过速时一致,QRS 波群形态与室上性期前收缩伴室内差异性传导时一致

1991 年,Brugada 等对 554 例宽 QRS 波群心动过速患者进行了心内电生理检查,提出了简便有效的分步式诊断标准,显著提高了诊断室速的敏感性和特异性,两者分别为 98.7%、96.5%。诊断共分 4 个步骤:①首先看胸前导联 V_1～V_6 的 QRS 波群是否均无 RS(包括 rS、Rs)图形,如任何一个胸前导联无 RS 波,则应诊断为室速。②如发现有一个或几个胸前导联有 RS 波,则要进行第 2 步观察,即测量胸前导联 R 波开始至 S 波最低点之间的时限,选择最长的 RS 时限,如果超过 100 毫秒则应诊断为室速;如未超过 100 毫秒,则应进行第 3 步分析。③观察有无房室分离,如有,可诊断为室速;如无,则进行最后一步分析。④观察 V_1 及 V_6 导联的 QRS 波群形态,如果这两个导联的 QRS 波群形态都符合表中室速的 QRS 波群形态特征则应诊断为室速,否则可诊断为室上性心动过速。

在临床实践中,绝大多数宽 QRS 波群心动过速可以通过仔细分析 12 导联心电图进行正确诊断,但有少数患者在进行鉴别诊断时仍然十分困难。利用希氏束电图及心脏电生理检查不但能区分室性与室上性心动过速,还可以了解心律失常的发生机制是折返还是自律性增高。室上性心动过速时,V 波前都有 H 波,且 HV 间期都大于 30 毫秒。室速时,V 波与 H 波是脱节的,可以出现以下几种图形:①H 波与 V 波同时出现,H 波隐藏在 V 波之中,不易被发现,或者 H 波在 V 波之前出现,但 HV 间期小于 30 毫秒,其 H 波来自窦性搏动而 V 波来自室性搏动;②H 波在 V 波后出现,H 波是室性搏动逆行激动希氏束产生的,H 波后可有心房夺获;③A 波后有 H 波,但 H 波与其后的 V 波无关,HV 时间变化不定,两者是脱节的。利用心房调搏法,给心房以高于室率的频率刺激,使心室夺获。如果夺获的 QRS 波为窄的心室波,则证明原来的宽 QRS 波为室速。

六、治疗

(一)一般治疗原则

室速发作时,一部分患者可能病情很凶险,导致血流动力学障碍,出现严重症状甚至危及生命,必须立即给予药物或直流电复律及时有效地终止发作,而另一部分患者可以没有症状或者只有很轻微的症状,体检时血压无明显降低,不做任何处理,血流动力学也未见有恶化迹象。研究表明,许多抗心律失常药物有致心律失常作用,长期使用并不能减少室性心律失常的发生率,甚至增加病死率。因此,在选择治疗措施前,需要根据室速发作时患者的血流动力学状况、有无器质性心脏病,准确评估室速的风险,并采取合理的治疗对策:持续性室速患者,无论有无器质性心脏病,均应积极处理;器质性心脏病患者,无论是持续性室速还是非持续性室速,均应治疗;无器质性心脏病患者发生的非持续性室速,如无症状或血流动力学障碍,可不必药物治疗。其治疗原则主要有以下几种。

(1)立即终止发作:包括药物治疗、直流电复律等方法。

(2)尽力去除诱发因素:如低钾血症、洋地黄中毒等。

(3)积极治疗原发病:切除心室壁瘤,控制伴发的心功能不全等。

(4)预防复发。

(二)终止发作

1.药物治疗

血流动力学稳定的室速,一般先采取静脉给药。

(1)发生于器质性心脏病患者的非持续性室速很可能是恶性室性心律失常的先兆,应该认真评估预后并积极寻找可能存在的诱发因素。治疗主要针对病因和诱因,即治疗器质性心脏病和纠正如心力衰竭、电解质紊乱、洋地黄中毒等诱因。对于上述治疗措施效果不佳且室速发作频繁、症状明显者,可以按持续性室速用抗心律失常药,以预防或减少发作。

(2)发生于器质性心脏病患者的持续性室速大多预后不良,容易引起心脏性猝死。除了治疗基础心脏病、认真寻找可能存在的诱发因素外,必须及时治疗室速本身。应用的药物为胺碘酮、普鲁卡因胺、β受体阻滞剂和索他洛尔。心功能不全患者首选胺碘酮,心功能正常者也可以使用普罗帕酮,药物治疗无效时应及时使用电转复。

(3)无器质性心脏病、无心功能不全患者可以选用胺碘酮,也可以考虑应用Ⅰa类抗心律失常药(如普鲁卡因胺)或Ⅰc类抗心律失常药(如普罗帕酮、氟卡尼等);特殊病例可选用维拉帕米或普萘洛尔、艾司洛尔、硫酸镁静脉注射。在无明显血流动力学紊乱、病情不很紧急的情况下,也可选用口服给药如β受体阻滞剂、Ⅰb类抗心律失常药美西律或Ⅰc类抗心律失常药普罗帕酮等。

(4)尖端扭转型室性心动过速(TdP):首先寻找并处理引起 QT 间期延长的原因,如血钾、血镁浓度降低或药物作用等,停用一切可能引起或加重 QT 间期延长的药物。采用药物终止心动过速时,首选硫酸镁,无效时,可试用利多卡因、美西律或苯妥英钠静脉给药。上述治疗效果不佳者行心脏起搏,可以缩短 QT 间期,消除心动过缓,预防心律失常进一步加重。异丙肾上腺素能加快心率,缩短心室复极时间,有助于控制扭转型室速,但可能使部分室速恶化为室颤,使用时应小心,适用于获得性 QT 间期延长综合征患者、心动过缓所致 TdP 而没有条件立即行心脏起搏者。

(5)洋地黄类药物中毒引起的室速应立即停用该类药物,避免直流电复律,给予苯妥英钠静脉注射;无高钾血症的患者应给予钾盐治疗;镁离子可对抗洋地黄类药物中毒引起的快速性心律失常,可静脉注射镁剂。

2.电学治疗

(1)同步直流电复律:对持续性室速,无论是单形性或多形性,有血流动力学障碍者不考虑药物终止,而应立即同步电复律。情况紧急(如发生晕厥、多形性室速或恶化为室颤)或因 QRS 波严重畸形而同步有困难者,也可进行非同步转复。

(2)抗心动过速起搏:心率在 200 次/分以下,血流动力学稳定的单形性室速可以置右心室临时起搏电极进行抗心动过速起搏。

(三)预防复发

包括药物治疗、射频导管消融及外科手术切除室壁瘤等。

可以用于预防的药物包括胺碘酮、利多卡因、β受体阻滞剂、普罗帕酮、美西律、硫酸镁、普鲁卡因胺等。在伴有器质性心脏病的室速中,可用β受体阻滞剂或胺碘酮,β受体阻滞剂也可以和其他抗心律失常药如胺碘酮等合用。由于 CAST 试验已证实心肌梗死后抗心律失常药物(恩卡尼、氟卡尼、莫雷西嗪)治疗可增加远期病死率,因此心肌梗死后患者应避免使用恩卡尼、氟卡尼、莫雷西嗪。无器质性心脏病的室速患者,如心功能正常,也可选用普罗帕酮。

有血流动力学障碍的顽固性室速患者,在有条件的情况下,宜安装埋藏式心脏转复除颤器(ICD)。CASH 和 AVID 试验结果表明,ICD 可显著降低器质性心脏病持续性室速患者的总死亡率和心律失常猝死率,效果明显优于包括胺碘酮在内的抗心律失常药物。

七、特殊类型的室性心动过速

(一)致心律失常性右心室发育不良的室性心动过速

致心律失常性右心室发育不良(arrhythmogenic right ventricular dysplasia, ARVD)又称为致心律失常性右心室心肌病,是一种遗传性疾病,也可能与右心室感染心肌炎、右心室心肌变性或心肌进行性丧失有关。在文献中曾被称为羊皮纸心、Uhl 畸形、右心室脂肪浸润或脂肪过多症、右心室发育不良、右心室心肌病。其最常见的病理改变是右心室心肌大部分被纤维脂肪组织所替代,并伴有散在的残存心肌和纤维组织;右心室可有局限性或弥漫性扩张,在扩张部位存在不同程度的心肌变薄,而左心室和室间隔一般无变薄,也可有局限性右心室室壁瘤形成。ARVD 主要发生于年轻的成年人,尤其是男性,大多在 40 岁以前发病。临床主要表现为伴有左束支传导阻滞的各种室性心律失常,如反复发作性持续性室性心动过速;也可出现房性心律失常,如房性心动过速、心房扑动、心房颤动。患者常表现为晕厥和猝死,晕厥和猝死的原因可能是心室颤动,晚期可发展为心力衰竭。患者最重要的心电图异常为右胸前导联 $V_1 \sim V_3$ T 波倒置、Epsilon 波及心室晚电位阳性。右心室心肌病的诊断依据为超声心动图、螺旋 CT、心脏磁共振、心室造影等检查发现局限性或广泛性心脏结构和功能异常,仅累及右心室,无瓣膜病、先天性心脏病、活动性心肌炎和冠状动脉病变,心内膜活检有助于鉴别诊断。

其发作期的急性治疗与持续性室速的治疗相同,维持治疗可用 β 受体阻滞剂、胺碘酮,也可两者联用,但效果不确切。也有采用射频消融治疗的报道,但容易复发和出现新型室速,不作为常规手段。有晕厥病史、心脏骤停生还史、猝死家族史或不能耐受药物治疗的患者,应考虑安装 ICD。

(二)尖端扭转型室性心动过速

尖端扭转型室性心动过速(torsade pointes,TdP)是多形性室速的一个典型类型,一般发生在原发性或继发性 QT 间期延长的患者,主要临床特征是反复晕厥,有的甚至猝死。其病因、发生机制、心电图表现和治疗与其他类型室速不同。1966 年,Dessertenne 根据该型室速发作时的心电图特征而命名。

正常人经心率校正后 QT 间期(Q-Tc)的上限为 0.40 秒,当 Q-Tc 大于0.40秒时即为 QT 间期延长,又称为复极延迟。目前认为,TdP 与心室的复极延迟和不均一有关,其中 QT 间期延长是导致 TdP 的主要原因之一,因此将 QT 间期延长并伴有反复发生的 TdP 称为长 QT 综合征(LQTS)。

1.长 QT 间期综合征的分类

LQTS 一般分为先天性和后天性两类。

(1)先天性 LQTS 又可分为 QT 间期延长伴有先天性耳聋(Jervell-Lange-Nielson 综合征)和不伴有耳聋(Romano-Ward 综合征),两者都有家族遗传倾向,患者多为儿童和青少年。一般在交感神经张力增高的情况下发生 TdP,被认为是肾上腺素能依赖性。

(2)后天性 LQTS 通常发生在服用延长心肌复极的药物后或有严重心动过缓、低钾/低镁血症等情况下,多为长间歇依赖性,触发 TdP 通常在心率较慢或短-长-短的 RR 间期序列时。

有关 TdP 的发生机制仍有争议,目前认为主要与早期后除极引起的触发活动和复极离散度增加导致的折返有关。先天性 LQTS 的发生机制与对肾上腺素能或交感神经系统刺激产生异常反应有关。某些引起先天性 LQTS 的因素是由于单基因缺陷改变了细胞内钾通道调节蛋白的功能,导致 K^+ 电流如 I_{Kr}、I_{Ks} 或 I_{to} 等减少和/或内向除极 Na^+/Ca^{2+} 流增强,动作电位时间和 QT 间期延长,出现早期后除极。在早期后除极幅度达阈电位时,引起触发活动而出现 TdP。后天性 LQTS 因复极离散度增加的折返机制和早期后除极的触发活动等引起 TdP。

2.心电图特点

TdP 时 QRS 波振幅变化,并沿等电位线扭转,频率为 200~250 次/分,常见于心动过速与完全性心脏阻滞,LQTS 除有心动过速外,尚有心室复极延长伴 QT 间期超过 500 毫秒。室性期前收缩始于 T 波结束时,由 R-on-T 引起 TdP,TdP 经过数十次心搏可以自行终止并恢复窦性心律,或间隔一段时间后再次发作,TdP 也可以恶化成心室搏动。患者静息心电图上 u 波往往明显。

3.LQTS 的治疗

对 LQTS 和 TdP 有效治疗的基础是确定和消除诱因或纠正潜在的有害因素。其后在弄清离子机制的基础上,一个适当的治疗计划就可以常规展开。将来特殊的治疗可能针对减弱引起早期后除极的离子流进行,现在的治疗一般着眼于抑制或阻止早期后除极的产生和传导,可通过增强外向复极 K^+,加强对内向 Na^+ 或 Ca^{2+} 的阻滞,或抑制早复极电流从起点向周围心肌的传导实现。

(1)K^+ 通道的激活:实验已证实早期后除极和 TdP 可被 K^+ 通道的开放所抑制,但临床尚未证实。似乎有效的短期治疗包括采用超速起搏、利多卡因或注射异丙肾上腺素以增强 K^+,但异丙肾上腺素注射对于先天性 LQTS 是禁忌。

（2）Na^+ 通道的阻断：TdP 可被具有 Na^+、K^+ 双重阻滞功能的 Ⅰa 类药物诱发，但可被单纯 Na^+ 通道阻滞剂抑制。

（3）Ca^{2+} 通道的阻滞：在先天性 Ca^{2+} 依赖性和心动过缓依赖性 TdP 中，维拉帕米可抑制心室过早除极并减少早期后除极振幅。

（4）镁：静脉用镁是临床上一种抑制 TdP 的安全有效的方法。其作用可能是通过阻断 Ca^{2+} 或 Na^+ 电流来实现的，与动作电位时程缩短无关。

（5）异丙肾上腺素注射：肾上腺素能刺激对先天性 LQTS 相关的 TdP 是禁忌的。但临床上，异丙肾上腺素注射对长间歇依赖性很强的 LQTS 经常是有效的。虽然小剂量可能增强早期后除极所需的除极电流，但大剂量可以增强外向 K^+ 电流，加快心率和复极，抑制早期后除极和 TdP。

（6）起搏：对先天性和后天性 LQTS 持续的超速电起搏是一种有效的治疗方法。可能因为加强了复极或阻止长的间歇，从而抑制早期后除极。

（7）肾上腺素能阻滞和交感神经节切除术：所有先天性 LQTS 可采用 β 受体阻滞剂治疗。有些权威专家认为高位左胸交感神经节切除术在单纯药物治疗失败的病例中可作为首选或辅助治疗。在心脏神经支配中占优势的左侧交感神经被认为是先天性 LQTS 的发病基础。在临床上，β 受体阻滞剂禁忌用于后天性 LQTS，因其可减慢心率。

（8）电复律器-除颤器的植入：伴有先天性 LQTS 的高危患者或不能去除诱因的后天性 LQTS 患者，可能需要埋植一个电复律器-除颤器。有复发性晕厥、有过心脏停搏而幸存的或内科治疗无效的患者应被视为高危患者。

（三）加速性室性自主心律

加速性室性自主心律又称为加速性室性自搏心律、室性自主性心动过速、非阵发性室性心动过速或心室自律过速、加速性室性逸搏心律、心室自搏性心动过速、缓慢的室性心动过速等。

加速性室性自主心律是由于心室的异位节律点自律性增高而接近或略微超过窦性起搏点的自律性而暂时控制心室的一种心动过速。其频率大多为 60～130 次/分。由于室性异位起搏点周围不存在保护性的传入阻滞，因此会受到主导节律的影响。只有当异位起搏点自律性增高又无传出阻滞并超过窦性心律的频率时，心电图才显示室性自主心律，一旦窦性心律的频率增快而超过异位起搏点的自律性即可激动心室而使这种心动过速被窦性心律取代。与折返性室速不同，加速性室性自主心律的心室搏动有逐渐"升温-冷却"的特征，不会突然发生或终止。由于其频率不快，与窦性心律接近，因此可与窦性心律竞争，出现心室夺获或室性融合波。

心电图特征是:①宽大畸形的 QRS 波群连续出现 3 个或 3 个以上,频率为 60～130 次/分;②心动过速的持续时间较短,大多数患者的发作仅仅为 4～30 个心搏;③心动过速常常以舒张晚期的室性期前收缩或室性融合波开始,QRS 波群的前面无恒定的 P 波,部分 QRS 波群之后可见逆行性P' 波,有时以室性融合波结束,并随之过渡到窦性心律;④室速可与窦性心律交替出现,可出现心室夺获或室性融合波(图 1-11)。

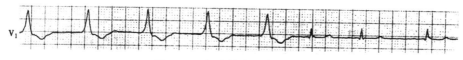

图 1-11 加速性室性自主心律

QRS 波群宽大畸形,心率 66 次/分,窦性激动夺获心室后,加速的室性心律被抑制

加速性室性自主心律在临床上比较少见,绝大多数发生在器质性心脏病如急性心肌梗死、心肌炎、洋地黄中毒或高钾血症等患者,偶见于正常人。在急性心肌梗死溶栓再灌注治疗时,若出现加速性室性自主心律,可视为治疗有效的指标之一。其发作时间短暂,多在 4～30 个室性心搏后消失,一般不会发展为心室颤动,也无明显血流动力学障碍,因此这类心律失常本身是良性的,预后较好,不需要治疗。治疗主要针对原有的基础心脏病。

(四)束支折返性室性心动过速

束支折返性室性心动过速是由左右束支作为折返环路的组成部分而构成的大折返性室性心动过速,其折返环由希氏束-浦肯野系统和心室肌等组成,具有明确的解剖学基础。其心动过速也表现为持续性单形性室性心动过速。自从 1980 年首次报道 1 例束支折返性心动过速以后,临床报道逐渐增多。一般仅见于器质性心脏病患者,最多见于中老年男性扩张型心肌病患者,也可见于缺血性心脏病、瓣膜病、肥厚型心肌病、Ebstein 畸形患者,此外也可见于希氏束-浦肯野系统传导异常伴有或不伴有左心室功能异常患者。其发生率约占室性心动过速的 6%。因此,在临床上并不少见。

心电图上束支折返性室性心动过速发作时,频率较快,一般在 200 次/分以上,范围 170～250 次/分;多呈完全性左束支传导阻滞图形,电轴正常或左偏,少数可呈右束支传导阻滞图形(图 1-12);若出现束支阻滞,心动过速即终止。平时室速不发作时,一般均有房室传导功能障碍,如 PR 间期延长,呈一度房室传导阻滞;QRS 波群增宽,多呈类似左束支传导阻滞图形。

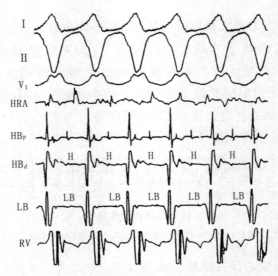

图 1-12 束支折返性室性心动过速

呈右束支阻滞型,束支折返性激动由右束支逆传,通过希氏束,然
后经由左束支下传,希氏束电位(H)在左束支电位(LB)之前

由于绝大多数束支折返性室性心动过速患者都有较严重的器质性心脏病,心功能常常有不同程度的恶化,因此一旦室速发作,患者常常有明显的临床症状,如心慌、胸闷、胸痛、低血压、黑蒙、晕厥,甚至发生心脏性猝死。体格检查主要是原发性心脏病的体征,束支折返性室性心动过速发作时,常常出现心功能不全的体征。其确诊有赖于心内电生理检查。束支折返性室性心动过速发作时如不能得到及时有效的控制,常常呈加速的趋势,易转化为心室扑动或心室颤动。

束支折返性室性心动过速的治疗手段与其他类型室速相类似,但是药物疗效不佳;而射频导管消融阻断右束支是根治左束支传导阻滞型室速的首选方法,成功率近 100%;极少数患者需安装 ICD。

第五节 室上性心动过速

室上性心动过速(supraventricular tachycardia,SVT)是临床上最常见的心律失常之一。经典的定义是指异位快速激动形成和/或折返环路位于希氏束分又以上的心动过速,传统上分为起源于心房和房室交界区的室上性快速性心律失常。包括许多起源部位、传导径路和电生理机制及临床表现、预后意义很不相同的一组心律失常。临床实践中,室上性心动过速包括多种类型,发生部位除了涉及心房、房室结、希氏束外,心室也参与房室折返性心动过速的形成,后者也归属于室上性心动过速的范畴。因此,有学者将其重新定义为激动的起源和维持需要心房或房室交界区参与的心动过速。

按照新定义,室上性心动过速包括窦房结折返性心动过速、房性心动过速、房室结折返性心动过速、房室折返性心动过速、房扑、房颤及其他旁路参与的心动过速。

心电图上室上性心动过速除了功能性和原有的束支阻滞、旁路前传引起 QRS 波群增宽(QRS 时限≥0.12 秒)外,表现为窄 QRS 波群(QRS 时限<0.12 秒)。虽然室上性心动过速的名称应用较广,"窄 QRS 波群心动过速"这一术语较之更合适,且有临床价值。从心电图形态上可以将窄 QRS 波群心动过速和宽 QRS 波群心动过速容易地区别开来。

电生理研究表明,室上性心动过速的发生机制包括折返性、自律性增高和触发活动,其中绝大多数为折返性。

本节主要叙述房室结折返性心动过速、房室折返性心动过速,及其他旁路参与的心动过速。窦房结折返性心动过速、房性心动过速、房扑和房颤在其他章节讨论。

一、房室结折返性心动过速

(一)病因

房室结折返性心动过速(atrioventricular nodal reentrant tachycardia,AVN-RT)是阵发性室上性心动过速(paroxysmal supraventricular tachycardia,PSVT)最常见的类型。患者通常无器质性心脏病的客观证据,不同年龄和性别均可发病,但 20～40 岁是大多数患者的首发年龄,多见于女性。

(二)发生机制

AVNRT 的电生理基础是房室结双径路(DAVNP)或多径路。Mines 在1913 年就首次提出 DAVNP 的概念,以后由 Moe 等证实在房室结内存在电生理特性不同的两条传导路径,其中一条传导速度快(AH 间期短),但不应期较长,称为快径路(β径路),另外一条传导速度慢(AH 间期长),但不应期较短,称为慢径路(α径路)。正常窦性心律时,心房激动沿快径路和慢径路同时下传,因快径路传导速度快,沿快径路下传的激动先抵达希氏束,当沿慢径路下传的激动抵达时,因希氏束正处于不应期而传导受阻。由于DAVNP(或多径路)的存在,并且传导速度和不应期不一致,分别构成折返环路的前向支和逆向支,一个适时的房性或室性期前刺激可诱发AVNRT。

AVNRT有3种不同的临床类型。一种是慢-快型,又称为常见型,其折返方式是激动沿慢径路前传、快径路逆传;另一种是快-慢型,又称为少见型,其折返方式是激动沿快径路前传、慢径路逆传。此外,还有一种慢-慢型,是罕见的类型,折返方式是激动沿一条慢径路前传、再沿另一条电生理特性不同的慢径路逆传。

典型的AVNRT(慢-快型)是最常见的类型,占90%。当一个适时的房性期前收缩下传恰逢快径路不应期时,激动不能沿快径路传导,但能沿不应期较短的慢径路缓慢传导,当激动抵达远端共同通路时,快径路因获得足够时间再次恢复应激性,激动从快径路远端逆传抵达近端共同通路,此时慢径路可再次应激折返形成环形运动。若反复折返便形成慢-快型AVNRT。

非典型AVNRT(快-慢型)较少见,占5%～10%。当快径路不应期短于慢径路,并且适时的房性期前收缩或程序期前刺激下传恰遇慢径路不应期时,激动便由快径路前传再沿慢径路逆传,若反复折返形成环形运动,则形成快-慢型AVNRT。

慢-慢型AVNRT的形成是由于多径路的存在,房性期前收缩下传恰逢快径路不应期而不能下传,只能沿慢径路下传,因快径路没有逆传功能或者不应期太长,激动便沿另一条慢径路逆传,若反复折返形成环形运动,则形成慢-慢型AVNRT。

DAVNP是否有解剖学基础一直存在争议。近年的研究显示,快径路纤维主要位于房室结前上方与心房肌相连,而慢径路纤维主要位于下后方与冠状窦口相连,两者在近端和远端分别形成近端、远端共同通路,组成折返环。导管消融的实践证实,在快、慢径路所在的区域进行消融能选择性地阻断快、慢径路的传导。由于房室结快、慢径路在组织学上尚无明显差别,目前仍然以房室结功能性纵向分离为主导学说进行解释,认为DAVNP可能与房室结的复杂结构形成了非均一的各向异性传导有关。

(三)临床表现

AVNRT患者心动过速发作呈突然发作、突然终止的特点,症状包括心悸、紧张、焦虑,可出现心力衰竭、休克、心绞痛、眩晕,甚至晕厥。症状的严重程度取决于心动过速的频率、持续时间及有无基础心脏病等。心动过速的频率通常在160～200次/分,有时可低至110次/分、高达240次/分。每次发作持续时间为数秒至数小时,可反复发作。持续时间较长的患者常自行尝试通过兴奋迷走神经的方法终止心动过速,包括 Valsalva 动作、咳嗽、平躺后平静呼吸、刺激咽喉催吐等。

心脏体检听诊可发现规则快速的心率(律),心尖区第一心音无变化。

(四)心电图和电生理特点

1.慢-快型 AVNRT

(1)房性或室性期前收缩能诱发和终止心动过速,诱发心搏的 P'R 间期或 AH 间期突然延长≥50毫秒,呈 DAVNP 的跳跃现象(图 1-13～图 1-15)。

(2)心动过速呈窄 QRS 波群,少数因功能性或原有的束支阻滞,QRS 波群增宽(QRS 时限≥0.12 秒)、畸形;RR 周期匀齐,心室率大多在 160～200 次/分。

(3)由于快速逆传,心房、心室几乎同时除极,体表心电图 P' 波多埋藏在 QRS 波群中而无法辨认,少数情况下逆行 P' 波(Ⅱ、Ⅲ、aVF 导联倒置)位于 QRS 波群终末部分,在 Ⅱ、Ⅲ、aVF 导联出现假性 S 波,在 V₁ 导联出现假性 r' 波,RP' 间期<70 毫秒,RP' 间期<P'R 间期。

(4)心动过速时逆行 A' 波呈向心性激动,即最早心房激动点位于希氏束附近,希氏束电图上 VA 间期<70 毫秒。

(5)兴奋迷走神经、期前收缩或期前刺激可使心动过速终止。

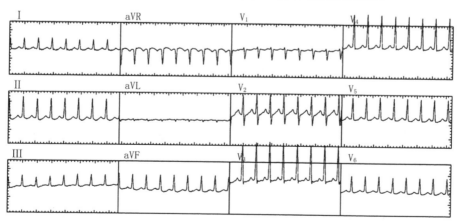

图 1-13 慢-快型 AVNRT(1)

心动过速 RR 周期匀齐,窄 QRS 波群,QRS 波群前后无逆行 P 波,V₁ 导联出现假性 r' 波

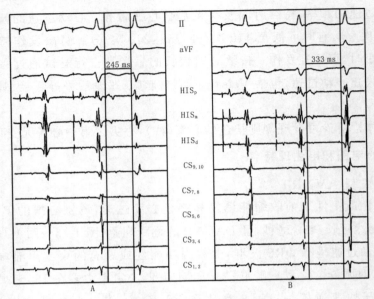

图 1-14 房室结跳跃性前传

同一病例,自上至下依次为体表心电图Ⅱ、aVF、V₁导联和希氏束近中远(HISp、HISm、HISd)和冠状静脉窦由近至远(CS9,10～CS1,2)心内记录。A图为心房 S1S1/S1S2＝500/290 毫秒刺激,AV 间期＝245 毫秒;B图为心房 S1S1/S1S2＝500/280 毫秒刺激时房室结跳跃性前传,AV 间期＝333 毫秒

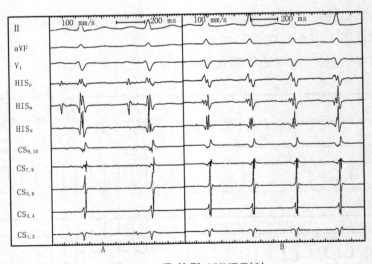

图 1-15 慢-快型 AVNRT(2)

同一病例,A图为窦性心律记录,B图为心动过速记录。心动过速周长 320 毫秒,希氏束部位逆行心房激动最早,希氏束部位记录(HISd)呈 HAV 关系,VA 间期＝0,HA 间期＝50 毫秒,AH 间期＝270 毫秒,符合典型 AVNRT 诊断

（6）心动过速时，心房与心室多数呈 1 : 1 传导关系。由于折返环路局限于房室交界区及其周围的组织，心房、希氏束和心室不是折返环的必需组成部分。因此，心动过速时房室和室房可出现文氏型和 2 : 1 传导阻滞，或出现房室分离。

2.快-慢型 AVNRT

（1）不需要期前刺激，心率增快时即可诱发，且反复发作，发作时无 P'R 间期或 AH 间期突然延长；房性或室性期前收缩也能诱发和终止心动过速，一些患者可出现室房传导的跳跃现象（图 1-16～图 1-17）。

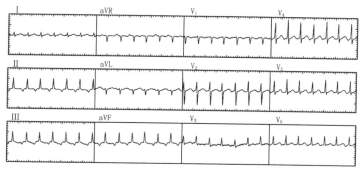

图 1-16　快-慢型 AVNRT(1)

心动过速周长 365 毫秒，RR 周期匀齐，窄 QRS 波群，Ⅱ、Ⅲ、aVF 导联 P 波倒置，aVL 导联 P 波直立，RP' 间期＞P'R 间期

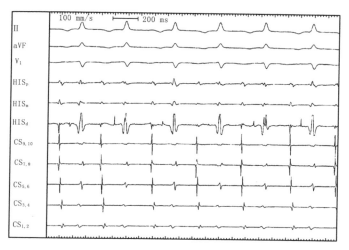

图 1-17　快-慢型 AVNRT(2)

同一病例，心动过速周长 365 毫秒，希氏束部位记录（HIS$_d$）呈 HVA 关系，HA 间期＝270 毫秒，AH 间期＝95 毫秒，类似快-慢型 AVNRT，但是希氏束部位与冠状窦近端的心房激动均为最早，不很符合快-慢型 AVNRT，可能与冠状静脉窦电极位置过深有关

（2）心动过速呈窄 QRS 波群，少数因功能性或原有的束支阻滞，QRS 波群增宽（QRS 时限≥0.12 秒）、畸形；RR 周期匀齐，心室率大多在 100～150 次/分。

（3）由于前传较快、逆传较慢，逆行 P' 波（Ⅱ、Ⅲ、aVF 导联倒置）出现较晚，与 T 波融合或在 T 波上，位于下一个 QRS 波群之前，故 RP' 间期＞P'R 间期。

（4）心动过速时逆行 A' 波的最早激动点位于冠状窦口附近，希氏束电图上 HA' 间期＞A'H 间期。

（5）刺激迷走神经、期前收缩或期前刺激可使心动过速终止，药物治疗效果较差，但可自行终止。

3.慢-慢型 AVNRT

（1）房性或室性期前收缩能诱发和终止心动过速，诱发心搏的 P'R 间期或 AH 间期突然延长≥50 毫秒，常有一次以上的跳跃现象（图 1-18）。

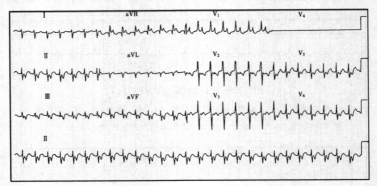

图 1-18　慢-慢型 AVNRT

心动过速周长 370 毫秒，RR 周期匀齐，窄 QRS 波群，Ⅱ、Ⅲ、aVF

导联 P 波倒置，V₁ 导联 P 波直立，RP' 间期＜P'R 间期

（2）心动过速呈窄 QRS 波群，少数因功能性或原有的束支阻滞，QRS 波群增宽（QRS 时限≥0.12 秒）、畸形；RR 周期匀齐。

（3）逆行 P' 波（Ⅱ、Ⅲ、aVF 导联倒置）出现稍晚，位于 ST 段上，RP' 间期＜P'R 间期。

（4）心动过速时逆行 A' 波的最早激动点位于冠状窦口附近，希氏束电图上 HA' 间期＞A'H 间期。

（五）治疗

1.急性发作的处理

根据患者有无器质性心脏病、既往的发作情况及患者的耐受程度作出适当的处理。有些患者仅需休息或镇静即可终止心动过速发作,有些患者采用兴奋迷走神经的方法就能终止发作,但大多数患者需要进一步的处理,包括药物治疗、食管心房调搏甚至直流电复律等。洋地黄制剂、钙通道阻滞剂、β受体阻滞剂和腺苷等可通过抑制慢径路的前向传导而终止发作,Ⅰa、Ⅰc类抗心律失常药物则通过抑制快径路的逆向传导而终止心动过速。

2.预防发作

频繁发作者可选用钙通道阻滞剂(维拉帕米)、β受体阻滞剂(美托洛尔或比索洛尔)、Ⅰc类抗心律失常药物(普罗帕酮)、洋地黄制剂等作为预防用药。

3.射频导管消融

反复发作、症状明显而又不愿服药或不能耐受药物不良反应的患者,进行射频导管消融能达到根治的目的,是治疗的首选。目前,AVNRT的射频导管消融治疗成功率达98%,复发率低于5%,二度和三度房室传导阻滞的发生率低于1%。

二、房室折返性心动过速

房室折返性心动过速(atrioventricular reentrant tachycardia,AVRT)是预激综合征最常见的快速性心律失常。其发生机制是由于预激房室旁路参与房室折返环的形成。折返环包括心房、房室交界区、希普系统、心室和旁路。按照折返过程中激动的运行方向,AVRT分为两种类型:顺向型房室折返性心动过速(orthodromic AVRT,O-AVRT)和逆向型房室折返性心动过速(antidromic AVRT,A-AVRT)。前者的折返激动运行方向是沿房室交界区、希普系统前向激动心室,然后沿房室旁路逆向激动心房;后者的折返激动运行方向正相反,经房室旁路前向激动心室,然后经希普系统、房室交界区逆向传导或沿另一条旁路逆向激动心房。

房室旁路及其参与的AVRT具有以下电生理特征。①心室刺激时,房室旁路的室房传导表现为“全或无”的传导形式,而无文氏现象。②心室刺激或心动过速发作时,室房传导呈偏心性,即希氏束旁记录的A波激动较其他部位晚(希氏束旁旁路例外)。③心动过速发作时,在希氏束不应期给予心室期前收缩刺激,可提早激动心房。④心动过速发作时,体表心电图大多可见逆传P波,且RP'间期>80毫秒。⑤发生旁路同侧束支阻滞时,心动过速的心率减慢。⑥心房和心室是折返环的组成部分,两者均参与心动过速,不可能合并房室传导阻滞。

(一)顺向型房室折返性心动过速

O-AVRT 是预激综合征最常见的心动过速,占 AVRT 的 90%～95%。房室交界区和希普系统作为折返环的前传支,而房室旁路作为逆传支。心动过速多由房性(或室性)期前收缩诱发,一个适合的房性期前收缩恰好遇到旁路的不应期,在旁路形成单向阻滞,而由房室交界区下传心室,由于激动在房室交界区传导缓慢,心室除极后旁路已脱离不应期恢复了传导性,激动便沿旁路逆传激动心房,形成折返回波,如反复折返即形成 O-AVRT。

心电图表现:心室律规则,频率通常在 150～240 次/分;QRS 波群时限正常(除非有功能性或原有束支阻滞),无 δ 波;如出现逆行 P' 波,则逆行 P' 波紧随 QRS 波群之后,RP' 间期<P'R 间期(图 1-19)。

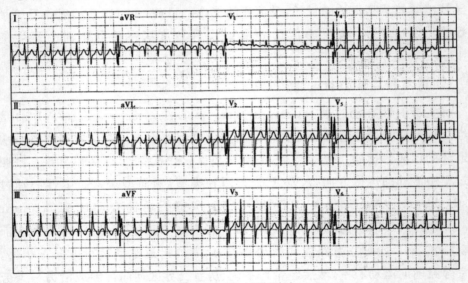

图 1-19　O-AVRT(1)

RR 周期匀齐,窄 QRS 波群,在 Ⅱ、aVF 导联 QRS 波群后隐约可见 P 波

本型应与 P' 波位于 QRS 波群之后的慢-快型 AVNRT 鉴别。后者心动过速时心电图 RP' 间期及希氏束电图上 VA 间期<70 毫秒,逆行 A' 波呈向心性激动,即最早心房激动点位于希氏束附近;而 O-AVRT 患者心动过速时心电图 RP' 间期及希氏束电图上 VA 间期大多>80 毫秒,逆行 A' 波呈偏心性激动(图 1-20)。

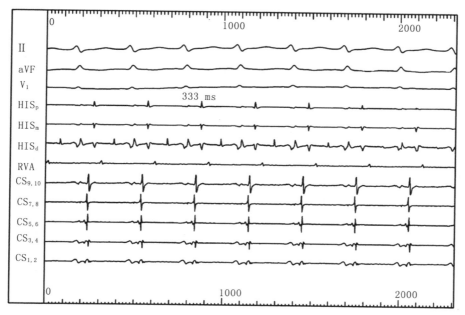

图 1-20 O-AVRT(2)

同一病例,心动过速时,可见 CS7,8 记录的逆行心房激动最早,希氏束部位逆行激动较晚

(二)逆向型房室折返性心动过速

A-AVRT 是预激综合征较少见的心动过速,占 AVRT 的 5%~10%,有此类心动过速发作的患者多旁路的发生率较高。其发生机制与 O-AVRT 相似,心动过速多由房性(或室性)期前收缩诱发,房室旁路作为折返环的前传支,而逆传支可以是房室交界区、希普系统,但更多见的是另一条旁路作为逆传支,因此多旁路折返是 A-AVRT 的重要特征。期前收缩诱发 A-AVRT 需具备以下条件:完整的旁路传导、房室交界区或希普系统的前向阻滞、完整的房室交界区和希普系统逆向传导功能。

心电图表现:心室律规则,频率通常在 150~240 次/分;QRS 波群宽大、畸形,起始部分可见到 δ 波;如出现逆行 P' 波,则逆行 P' 波在下一个 QRS 波群之前,RP' 间期>P'R 间期(图 1-21)。

本型因 QRS 波群为完全预激图形难与室性心动过速鉴别。如心动过速时 P 波在宽 QRS 波群之前而窦性心律的心电图表现为心室预激,则提示 A-AVRT 的诊断;如心动过速时出现房室分离或二度房室传导阻滞则可排除 AVRT 的诊断。

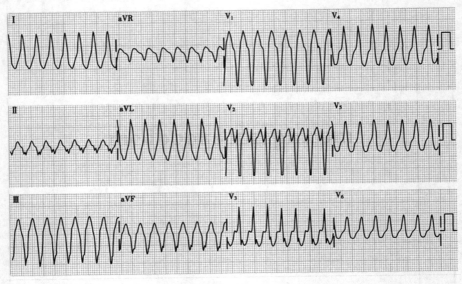

图 1-21　A-AVRT

一例右后侧壁显性旁路前传发生逆向型 AVRT,呈完全预激图形

(三)治疗

AVRT 的治疗包括心动过速发作期的治疗及非发作期的治疗两方面。治疗方法有药物治疗、物理治疗、导管消融和外科手术等。

AVRT 发作时的治疗原则是采取有效的措施终止心动过速或控制心室率。多数患者在心动过速发作后的短时间内不会复发,部分患者可反复发作,或发作后心室率很快,血流动力学不稳定或症状严重,应选择适当的治疗预防复发。心动过速发作频繁、临床症状严重、抗心律失常药物治疗无效或不愿接受药物治疗的患者,可施行射频导管消融房室旁路以达到根治的目的。并存先天性心脏病或其他需外科手术纠治的器质性心脏病患者,在外科治疗前可试行射频导管消融,成功阻断房室旁路可降低外科治疗的难度、缩短手术时间。

1.药物治疗

药物治疗是目前终止 AVRT 发作或者减慢心动过速心率的主要方法。

(1)O-AVRT:电生理检查和临床观察心动过速的终止证实房室交界区是大多数 O-AVRT 的薄弱环节,有效抑制房室交界区传导的药物更易终止心动过速发作。希普系统、房室旁路、心房、心室也是折返环的必需成分,抑制这些部位的药物也可终止心动过速的发作。

腺苷或三磷酸腺苷(ATP)、钙通道阻滞剂、β 受体阻滞剂、洋地黄制剂、升压药物等,通过抑制房室交界区的前向传导终止心动过速的发作;而普罗帕酮、胺碘酮等通过抑制 O-AVRT 折返环的多个部位终止心动过速的发作。

(2)A-AVRT:A-AVRT 的药物治疗不同于 O-AVRT。单纯抑制房室交界区传导的药物对 O-AVRT 有良好的效果,但对 A-AVRT 的治疗作用较差甚至有害。一方面,多数 A-AVRT 系多房室旁路折返,房室交界区和希普系统不是心动过速的必需成分;另一方面,多数抑制房室交界区的药物对其逆向传导的抑制作用不如对前向传导的抑制作用强,单纯抑制房室交界区效果也欠佳。因此,药物治疗应针对房室旁路。

Ⅰa、Ⅰc 和Ⅲ类抗心律失常药物均可抑制房室旁路的传导,其中以普鲁卡因胺、普罗帕酮、胺碘酮较常用。这 3 种药物除可抑制房室旁路传导外,还可抑制房室交界区的传导。国内常以普罗帕酮、胺碘酮为首选终止 A-AVRT 的发作。A-AVRT 常对血流动力学有影响,所以对于心动过速引起血压下降、心功能不全、心绞痛,或既往有晕厥病史的患者,当药物不能及时有效终止心动过速时,应考虑体表直流电复律。有效复律后应继续使用抗心律失常药物以预防复发。

2.物理治疗

主要有手法终止 O-AVRT、心脏电脉冲刺激、体表直流电复律。

(1)手法终止 O-AVRT:某些手法如 Valsalva 动作、咳嗽、刺激咽喉催吐等通过兴奋刺激迷走神经以抑制房室交界区的传导,使部分患者 O-AVRT 终止于房室交界区。

(2)心脏电脉冲刺激:主要机制是利用适时的刺激引起心房或心室侵入心动过速折返环的可激动间隙,造成前向或逆向阻滞而使心动过速终止。

食管心房调搏刺激终止 AVRT 成功率达 95%,操作简便、安全,是终止 AVRT 的有效方法。但该技术并没有作为 AVRT 患者的常规治疗措施,大多数时候只是在药物治疗无效时才考虑使用。

食管心房调搏终止 AVRT 的适应证有:①抗心律失常药物治疗无效的 AVRT,尤其是经药物治疗后心动过速频率减慢但不终止者,此时食管心房调搏易使心动过速终止并转复为窦性心律;②并存有窦房结功能障碍或部分老年人,尤其是既往药物治疗心动过速后继发严重窦性心动过缓、窦性停搏或窦房传导阻滞者,或者心动过速自发终止后出现黑蒙或晕厥者,这类患者宜选择食管心房调搏终止心动过速,如果心动过速终止后继发心动过缓,可经食管临时起搏予以保护;③部分血流动力学稳定的宽 QRS 波群心动过速,食管心房刺激前可记录食管心电图,了解心动过速的房室激动关系以帮助诊断,也可根据食管心房刺激能终止心动过速来排除室性心动过速;④并存器质性心脏病或 AVRT 诱发的心功能不全,药物治疗有可能进一步抑制心功能,此时可选择食管心房调搏终止心动过速。

刺激的方式可选择短阵(8~10 次)猝发脉冲刺激(较心动过速频率快 20~40 次),如不能终止心动过速,可重复多次或换用其他刺激方式如程控期前刺激,大多能奏效。

(3)体表直流电复律:是各种快速性心律失常引起血流动力学异常的首选措施。主要适用于 AVRT 频率较快伴有血压下降、心功能不全等需立即终止心动过速或各种治疗方法无效者(非常少见)。

3.外科手术

最早的非药物治疗是外科开胸手术切断旁路,此后又经历了 20 世纪 80 年代的直流电消融房室交界区或直接毁损旁路,但效果不令人满意且并发症较多,目前已基本被射频导管消融取代。

4.射频导管消融

1985 年以后开展的射频导管消融治疗可有效阻断房室旁路,具有成功率高、并发症少等诸多优点,且技术已相当成熟,是目前国内许多大型医疗机构治疗预激综合征合并房室折返性心动过速及房颤的首选治疗。

第六节　心房扑动

心房扑动简称房扑,是一种大折返的房性心律失常,因其折返环通常占据了心房的大部分区域,故房扑又称为大折返性房速。依其折返环解剖结构及心电图表现不同分为典型房扑(一型)及非典型房扑(二型)。典型房扑围绕三尖瓣环、终末嵴和欧氏嵴呈逆钟向或顺钟向折返;其他已知的确定的房扑类型还包括围绕心房手术切开瘢痕的、心房特发性纤维化区域的、心房内其他解剖结构或功能性传导屏障的大折返,由于引起这些房扑的屏障多变,因此称为非典型房扑。

一、病因

临床所见房扑较房颤为少。阵发性房扑可见于无器质性心脏病患者,而持续性房扑则多伴有器质性心脏病,如风湿性心脏病、冠心病、心肌病等。其他病因尚有房间隔缺损、肺栓塞,二尖瓣、三尖瓣狭窄或关闭不全,慢性心功能不全使心房扩大,及涉及心脏的中毒性、代谢性疾病,如甲状腺功能亢进性心脏病、心包炎、酒精中毒等,也可见于胸腔手术后、胸部外伤,甚至子宫内的胎儿亦可发生。少数患者病因不明。儿童持续发作心房扑动增加猝死的可能性。

二、临床表现

临床表现为心悸、胸闷、乏力等症状。有些房扑患者症状较为隐匿,仅表现为活动时乏力。房扑可加重或诱发心力衰竭。

房扑可被看作是一种过渡性异常心电活动,常自行转复为窦性心律或进展为房颤,持续数月乃至数年的房扑十分罕见。房扑引发的系统栓塞少于房颤。颈动脉窦按摩一般可使房扑时心室率逐步成倍数减慢,但难以转复为窦性心律。一旦停止按摩,心室率即以相反的方式恢复如初。体力活动、增强交感神经张力或减弱副交感神经张力可成倍加快心室率。

体格检查:在颈静脉波中可见快速扑动波,如果扑动波与下传的 QRS 波群关系不变,则第一心音强度亦恒定不变。有时听诊可闻及心房收缩音。

三、心电图表现

典型房扑的心房率通常在 $250 \sim 350$ 次/分,基本心电图特征表现为:①完全相同的规则的锯齿形扑动波(F 波)及持续的电活动(扑动波之间无等电位线);②心室律可规则或不规则;③QRS 波群形态多正常,当出现室内差异性传导或原先合并有束支传导阻滞时,QRS 波群增宽,形态异常。扑动波在 Ⅱ、Ⅲ、aVF 导联或 V₁ 导联中较清楚,按摩颈动脉窦或使用腺苷可暂时减慢心室反应,有助于看清扑动波。逆钟向折返的 F 波心电图特征为 Ⅱ、Ⅲ、aVF 导联呈负向,V₁ 导联呈正向,V₆ 导联呈负向(图 1-22);顺钟向折返的 F 波心电图特征则相反,表现为 Ⅱ、Ⅲ、aVF 导联呈正向,V₁ 导联呈负向,V₆ 导联呈正向。

典型房扑的心室率可以呈以下几种情况。在未经治疗的患者,2∶1 房室传导多见,心室率快而规则,此时心室率为心房率的一半;F 波和 QRS 波群有固定时间关系,通常以 4∶1、6∶1 较为多见,3∶1、5∶1 少见,心室率慢而规则;若房扑持续时心室率明显缓慢(除外药物影响),F 波和 QRS 波群无固定时间关系,心室率慢而规则,表明有完全性房室传导阻滞的存在;F 波和 QRS 波群无固定时间关系,通常以(2～7)∶1 传导,心室率不规则。儿童、预激综合征患者,偶见于甲亢患者,心房扑动可以呈 1∶1 的形式下传心室,造成 300 次/分的心室率,从而产生严重症状。由于隐匿性传导的存在,RR 间期可出现长短交替。不纯房扑(或称扑动-颤动)心房率常快于单纯房扑,其 F 波形态及时限亦变化多样。在某些情况下,此种心电图特点提示心房电活动的不一致。例如,一侧心房为颤动样激动,同时另一侧心房可能被相对缓慢且规整的扑动样激动所控制。现已证实,房内传导时间延长是房扑发生的危险因素之一。

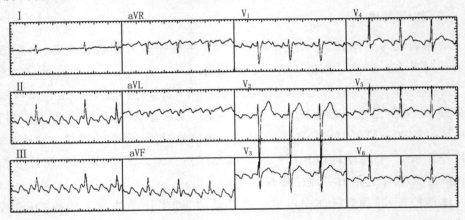

图 1-22　心房扑动

各导联 P 波消失,代之以规则的 F 波,以 Ⅱ、Ⅲ、aVF 和 V₁ 导联最为明

显,QRS 波群形态正常,F 波与 QRS 波群的比为 2∶1～4∶1

如上所述,由于非典型房扑的折返环(不依赖下腔静脉至三尖瓣环之间的峡部)变异性很大,因此非典型房扑的大折返心电图特征存在很大差异,心房率或 F 波形态各不相同。然而,非典型房扑的 F 波频率通常与典型房扑相同,即 $250\sim350$ 次/分。

四、治疗

(一)直流电复律

如果房扑患者有严重的血流动力学障碍或心力衰竭,应立即给予同步直流电复律,所需能量相对较低(50 J)。若电休克引起房颤,可用较高的能量再次进行电休克以求恢复窦性心律,或根据临床情况不予处理。少数患者在恢复窦性心律即刻有发生血栓栓塞的可能。

(二)心房程序调搏

食管调搏或右心房导管快速心房起搏在大多数患者中可有效终止一型房扑或部分二型房扑,恢复窦性心律或转变为伴有较慢心室率的心房颤动,临床症状改善。

（三）药物治疗

可选用胺碘酮、洋地黄、钙通道阻滞剂或 β 受体阻滞剂减慢房扑时的心室率，若心房扑动持续存在，可试用Ⅰa和Ⅰc类抗心律失常药物以恢复窦性心律和预防复发。小剂量（200 mg/d）胺碘酮也可预防复发。除非心房扑动时的心室率已被洋地黄、钙通道阻滞剂或 β 受体阻滞剂减慢，否则不应使用Ⅰ类和Ⅲ类抗心律失常药物，因上述药物有抗胆碱作用，且Ⅰ类抗心律失常药物能减慢 F 波频率，使房室传导加快，引起 1∶1 传导，使心室率加快。

（四）射频消融

通过导管射频消融阻断三尖瓣环和下腔静脉之间的峡部，造成双向阻滞，对于治疗典型房扑十分有效，长期成功率达 90%～100%，目前已成为典型房扑首选治疗方法。其他类型的房扑消融治疗也很有效，但成功率略低于典型房扑，且各类型房扑消融治疗的成功率不同。

第七节　心房颤动

心房颤动简称房颤，是指心房无序除极、电活动丧失，产生快速无序的颤动波，导致心房无有效收缩，是最严重的心房电活动紊乱。有学者研究表明，30 岁以上患者20 年内发生心房颤动的总概率为 2%，60 岁以后发病率显著增加，平均每 10 年发病率增加 1 倍。目前国内房颤的流行病学资料较少，一项对 14 个自然人群房颤现状的大规模流行病学调查显示，房颤发生率为0.77%。在所有房颤患者中，房颤发生率按病因分类，非瓣膜性、瓣膜性和孤立性房颤所占比例分别为 65.2%、12.9%和21.9%。非瓣膜性房颤发生率明显高于瓣膜性房颤和孤立性房颤，其中 1/3 为阵发性房颤，2/3 为持续或永久性房颤。

一、病因和发病机制

房颤的病因与房扑相似。阵发性房颤可见于无器质性心脏病患者，而持续性房颤则多伴有器质性心脏病，如高血压心脏病、风湿性心脏病、冠心病、心肌病等。其他病因尚有房间隔缺损、肺栓塞，二尖瓣、三尖瓣狭窄或关闭不全，慢性心功能不全使心房扩大，及涉及心脏的中毒性、代谢性疾病，如甲状腺功能亢进性心脏病、心包炎、酒精中毒等。亦可见于胸腔手术后、胸部外伤，甚至子宫内的胎儿亦可发生。少数患者病因不明，称为特发性房颤。

房颤的发生机制主要涉及两个方面。其一是房颤的触发因素，包括交感神经和副交感神经刺激、心动过缓、房性期前收缩或心动过速、房室旁路和急性心房牵拉等。其二是房颤发生和维持的基质，这是房颤发作和维持的必要条件，以心房有效不应期的缩短和心房扩张为特征的电重构和解剖重构是房颤持续的基质，重构变化可能有利于形成多发折返子波。此外，还与心房某些电生理特性变化有关，包括有效不应期离散度增加、局部阻滞、传导减慢和心肌束的分隔等。

随着对局灶驱动机制、心肌袖、电重构的认识，及非药物治疗方法的不断深入，目前认为房颤是多种机制共同作用的结果。①折返机制：包括多发子波折返学说和自旋波折返假说。②触发机制：由于异位局灶自律性增强，通过触发和驱动机制发动和维持房颤，而绝大多数异位兴奋灶（90％以上）在肺静脉内，尤其是左、右上肺静脉。组织学上可看到肺静脉入口处的平滑肌细胞中有横纹肌成分，即心肌细胞呈袖套样延伸到肺静脉内，而且上肺静脉比下肺静脉的袖套样结构更宽、更完善，形成心肌袖。肺静脉内心肌袖是产生异位兴奋的解剖学基础。腔静脉和冠状静脉窦在胚胎发育过程中也可形成肌袖，并有可以诱发房颤的异位兴奋灶存在。异位兴奋灶也可以存在于心房的其他部位，包括界嵴、房室交界区、房间隔、Marshall 韧带和心房游离壁等。③自主神经机制：心房肌的电生理特性不同程度地受自主神经系统的调节，自主神经张力改变在房颤中起着重要作用。部分学者称其为神经源性房颤，并根据发生机制的不同将其分为迷走神经性房颤和交感神经性房颤两类。前者多发生在夜间或餐后，尤其多见于无器质性心脏病的男性患者；后者多见于白昼，多由运动、情绪激动和静脉滴注异丙肾上腺素等诱发。迷走神经性房颤与不应期缩短和不应期离散性增高有关；交感神经性房颤则主要是由于心房肌细胞兴奋性增高、触发激动和微折返环形成。而在器质性心脏病中，心脏生理性的迷走神经优势逐渐丧失，交感神经性房颤更为常见。

二、房颤的分类

临床上常根据病因、起病时间、心室率、自主神经作用、发生机制及部位等对房颤进行分类。然而，到目前为止仍没有一种分类方法能满足所有的要求。目前，临床上常将房颤分为初发房颤、阵发性房颤、持续性房颤、永久性房颤。①初发房颤：首次发现，不论其有无症状和能否自行复律；②阵发性房颤：持续时间

<7 天,一般<48 小时,多为自限性;③持续性房颤:持续时间>7 天,常不能自行复律,药物复律的成功率较低,常需电转复;④永久性房颤:复律失败或复律后 24 小时内又复发的房颤,可以是房颤的首发表现或由反复发作的房颤发展而来,对于持续时间较长、不适合复律或患者不愿意复律的房颤也归于此类。有些房颤患者不能获得准确的房颤病史,尤其是无症状或症状轻微者,常采用新近发生的或新近发现的房颤来命名,新近发生的房颤也可指房颤持续时间<24 小时。房颤的一次发作事件是指发作持续时间>30 秒。

三、临床表现

房颤是临床上最为常见的心律失常之一。充血性心力衰竭、瓣膜性心脏病、卒中病史、左心房扩大、二尖瓣和主动脉瓣功能异常、经治疗的高血压及高龄是房颤发生的独立危险因素。阵发性房颤可见于器质性心脏病患者,尤其在情绪激动时,或急性酒精中毒、运动、手术后,但更多见于器质性心脏病患者。持续性房颤患者多有心血管疾病,最常见于二尖瓣病变、高血压性心脏病、房间隔缺损、冠心病、肺心病等。新近发生的房颤则应考虑甲状腺功能亢进等代谢性疾病。

心房无序的颤动失去了有效的收缩与舒张,心房泵血功能恶化或丧失,加之房室结对快速心房激动的递减传导,引起心室极不规则的反应。因此,心室律(率)紊乱、心功能受损和心房附壁血栓形成是房颤患者的主要病理生理特点。房颤可有症状,也可无症状,即使对于同一患者也是如此。房颤引起的症状由多种因素决定,包括发作时的心室率、心功能、伴随的疾病、房颤持续时间及患者感知症状的敏感性等,其危害主要有三个方面:①引起胸闷、心悸、体力下降等症状;②降低心泵功能;③导致系统栓塞等严重并发症。严重时可出现低血压、心绞痛、急性肺水肿、昏厥甚至猝死。

大多数患者有心悸、呼吸困难、胸痛、疲乏、头晕和黑蒙等症状,由于心房利钠肽的分泌增多还可引起多尿。部分房颤患者无任何症状,偶然的机会或者出现房颤的严重并发症如卒中、栓塞或心力衰竭时才被发现。有些患者有左心室功能不全的症状,可能继发于房颤时持续的快速心室率。晕厥并不常见,但却是一种严重的并发症,常提示存在窦房结功能障碍及房室传导功能异常、主动脉瓣狭窄、肥厚型心肌病、脑血管疾病或存在房室旁路等。

典型的房颤体征为心律绝对不规则、第一心音强弱不等、脉搏短绌。如果房颤患者心室率突然变得规整,应怀疑它可能转变成窦性心律、房性心动过速、下传比例固定的心房扑动或交界性、室性心动过速。

四、心电图诊断

房颤的心电图特点为：①P波消失，仅见心房电活动呈振幅不等、形态不一的小的不规则的基线波动，称为 f 波，频率为 350～600 次/分；②QRS 波群形态和振幅略有差异，RR 间期绝对不等。其原因在于大量心房冲动由于波振面的冲突而相互抵消，或侵入房室结，使房室结对后来的冲动部分地不起反应，阻滞在房室交界区未下传到心室（即隐匿性传导，导致心室律不规则），此时决定心室反应速率的主要因素是房室结的不应期和最大起搏频率（图 1-23）。

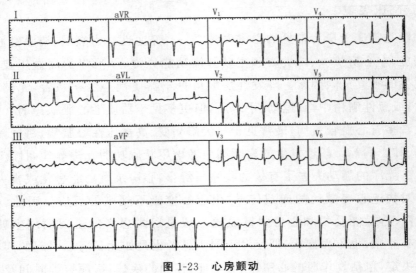

图 1-23 心房颤动

各导联 P 波消失，代之以不规则的 f 波，以 Ⅱ、Ⅲ、aVF 和

V₁ 导联为明显，QRS 波群形态正常，RR 间期绝对不等

房颤时的心室率取决于房室结的电生理特性、迷走神经和交感神经的张力水平，及药物的影响等。在未经治疗的房室传导正常的患者，则伴有不规则的快速心室反应，心室率通常在 100～160 次/分。当患者伴有预激综合征时，房颤的心室反应有时超过 300 次/分，可导致心室颤动。如果房颤合并房室传导阻滞，由于房室传导系统发生不同程度的传导障碍，可以出现长 RR 间期。房颤持续过程中，心室节律若快且规则（超过 100 次/分），提示交界性或室性心动过速；若慢且规则（30～60 次/分），提示完全性房室传导阻滞。如出现 RR 间期不规则的宽 QRS 波群，常提示存在房室旁路前传或束支阻滞。当 f 波细微、快速而难以辨认时，经食管或心腔内电生理检查将有助诊断。

五、治疗

房颤患者的治疗目标是减少血栓栓塞和控制症状。后者主要是控制房颤时的心室率和/或恢复及维持窦性心律。其治疗主要包括以下 5 个方面。

(一)复律治疗

对阵发性、持续性房颤和经选择的慢性房颤患者,转复为窦性心律是所希望的治疗终点。

初发 48 小时内的房颤多推荐应用药物复律,时间更长的则采用电复律。对于房颤伴较快心室率并且症状重、血流动力学不稳定的患者,包括伴有经房室旁路前传的房颤患者,则应尽早或紧急电复律。伴有潜在病因的患者,如甲亢、感染、电解质紊乱等,在病因未纠正前,一般不予复律。

1.药物复律

新近发生的房颤用药物转复为窦性心律的成功率可达 70%,但持续时间较长的房颤复律成功率较低。静脉注射依布利特复律的速度最快,用 2 mg 可使房颤在 30 分钟内或以后的 30～40 分钟内转复为窦性心律,比静脉注射普鲁卡因胺或索他洛尔的疗效更好。依布利特的主要不良反应是尖端扭转型室性心动过速,对心动过缓、低钾血症、低镁血症、心室肥厚、心力衰竭者及女性患者应慎用。静脉应用普罗帕酮、普鲁卡因胺和胺碘酮也可复律。胺碘酮复律的速度较慢,虽然控制心室率的效果在给予 300～400 mg 时已达到,但静脉给药剂量≥1 g 约需要 24 小时才能复律。对持续时间较短的房颤,Ⅰc 类抗心律失常药物氟卡尼和普罗帕酮在 2.5 小时复律的效果优于胺碘酮,而氟卡尼和普罗帕酮的复律效果无差异。快速静脉应用艾司洛尔对复律房颤有效,而洋地黄制剂对复律无效。

目前最常用于复律的静脉药物有普罗帕酮、胺碘酮和依布利特。静脉应用抗心律失常药物时应行心电监护。如有心功能不良或器质性心脏病,首选胺碘酮;如心功能正常或无器质性心脏病,可首选普罗帕酮,也可用氟卡尼或索他洛尔。对于症状不明显的房颤患者也可口服抗心律失常药物进行复律。

对新近发生的房颤采用药物复律,需要仔细分析患者的临床情况,对拟用的抗心律失常药物的药理特性要有充分了解。无器质性心脏病的房颤患者静脉应用或口服普罗帕酮是有效和安全的,而对有缺血性心脏病、左心室射血分数降低、心力衰竭或严重传导障碍的患者,应该避免应用Ⅰc 类药物。胺碘酮、索他洛尔和新Ⅲ类抗心律失常药物如依布利特和多菲利特,复律是有效的,但有少数患者(1％～4％)可能并发尖端扭转型室性心动过速,因此在住院期间进行复律较为妥当。对房颤电复律失败或早期复发的病例,在择期行电复律前应先应用胺碘酮、索他洛尔等药物以提高房颤复律的成功率。对房颤持续时间≥48小时或持续时间不明的患者,在复律前后均应常规应用华法林抗凝治疗。

2.直流电复律

(1)体外直流电复律:体外(经胸)直流电复律对房颤转复为窦性心律十分有效和简便,并且只要操作得当则相对安全。主要的适应证是药物复律失败的阵发性或持续性房颤且必须维持窦性心律者,对于心室率快、症状重且有血流动力学恶化倾向的房颤患者常作为一线治疗。起始能量以150～200 J为宜,如复律失败,可用更高的能量。电复律必须与R波同步。

房颤患者经适当的准备和抗凝治疗,电复律并发症很少,但也可发生包括体循环栓塞、室性期前收缩、非持续性或持续性室性心动过速、窦性心动过缓、低血压、肺水肿及暂时性ST段抬高等症状、体征。体外电复律对左心室功能严重损害的患者要十分谨慎,因为有发生肺水肿的可能。体外直流电复律的禁忌证包括洋地黄毒性反应、低钾血症、急性感染性或炎性疾病、未代偿的心力衰竭及未满意控制的甲状腺功能亢进等。恢复窦性心律后可进一步了解窦房结功能状况或房室传导情况。如果患者疑有房室传导阻滞或窦房结功能低下,电复律前应有预防性心室起搏的准备。

(2)心内直流电复律:自1993年以来,复律的低能量(<20 J)心内电击技术已用于临床。该技术采用两个表面积大的导管电极,分别置于右心房(负极)和冠状静脉窦(正极)。其中一根电极导管也可置于左肺动脉作为正极,或者因冠状静脉窦插管失败作为替代(正极)。对房颤的各种亚组患者,包括体外直流电复律失败的房颤患者,复律的成功率可达70％～89％。该技术也可用于对电生理检查或导管消融过程中发生的房颤进行复律,但放电必须与R波准确同步。

(3)电复律与药物联合应用:对于反复发作的持续性房颤,约25％的患者电复律不能成功,或虽复律成功,但窦性心律仅能维持数个心动周期或数分钟后又转为房颤,另25％的患者复律成功后2周内复发。若电复律失败,可在应用抗心律失常药物后再次体外电复律,必要时考虑心内电复律。与电复律前给予安慰剂或频率控制药物比较,胺碘酮可提高电复律的成功率,复律后房颤复发的比例也降低。给予地尔硫䓬、氟卡尼、普鲁卡因胺、普罗帕酮和维拉帕米并不提高复律的成功率,对电复律成功后预防房颤复发的作用也不明确。有研究提示,在电复律前28天给予胺碘酮或索他洛尔,两者对房颤自发复律和电复律的成功率效益相同($P=0.98$)。对房颤复律失败或早期复发的病例,推荐在择期复律前给予胺碘酮、索他洛尔。

(4)植入型心房除颤器:心内直流电复律的研究已近20年,为了便于重复多次尽早复律,20世纪90年代初已研制出一种类似植入型心律转复除颤器(implantable cardioverter defibril lator,ICD)的植入型心房除颤器(implantable atrial defibrillator,IAD)。IAD发放低能量(<6 J)电击,以尽早有效地终止房颤,恢复窦性心律,尽可能减少患者的不适感觉。尽管动物实验和早期的临床经验表明,低能量心房内除颤对阵发性房颤、新近发生的房颤或慢性房颤患者都有较好的疗效(75%~80%),能减少房颤负荷和住院次数,但由于该技术为创伤性的治疗方法、费用昂贵,且不能预防复发,因此不推荐常规使用。

(二)维持窦性心律

无论是阵发性还是持续性房颤,大多数房颤在转复成功后都会复发,因此,通常需要应用抗心律失常药物预防房颤复发以维持窦性心律。常选用Ⅰa、Ⅰc及Ⅲ类(胺碘酮、索他洛尔)抗心律失常药物及导管消融预防复发。

在使用抗心律失常药物前,应注意检查有无心血管疾病和其他相关因素。首次发现的房颤、偶发房颤或可以耐受的阵发性房颤,很少需要预防性用药。β受体阻滞剂对仅在运动时发生的房颤比较有效。

在选择抗心律失常药物进行窦性心律的长期维持治疗时,首先要评估药物的有效性、安全性及耐受性。有研究提示,现有的抗心律失常药物在维持窦性心律中,虽可改善患者的症状,但有效性差,不良反应较多,且不降低总病死率。

在考虑疗效的同时,药物选择还需密切注意和妥善处理以下问题。

1.对脏器的毒性作用

普罗帕酮、氟卡尼、索他洛尔、多菲利特、丙吡胺对脏器的毒性作用相对较低,如患者应用胺碘酮治疗,则需注意并尽可能防止胺碘酮对脏器的毒性作用。

2.致心律失常作用

一般来说,在结构正常的心脏,Ⅰc类抗心律失常药物很少诱发室性心律失常。在有器质性心脏病的患者,致心律失常作用的发生率较高,其发生率及类型与所用药物和本身心脏病的类型有关。Ⅰ类抗心律失常药物一般应当避免在心肌缺血、心力衰竭和显著心室肥厚的情况下使用。选择药物的原则如下。

(1)若无器质性心脏病,首选Ⅰc类抗心律失常药物;索他洛尔、多菲利特、丙吡胺和阿齐利特可作为第二选择。

(2)若伴高血压,药物的选择与第一条相同。若伴有左心室肥厚,有可能引起尖端扭转型室性心动过速,故胺碘酮可作为第二选择。但对有显著心室肥厚(室间隔厚度≥14 mm)的患者,Ⅰ类抗心律失常药物不适宜使用。

(3)若伴心肌缺血,避免使用Ⅰ类抗心律失常药物。可选择胺碘酮、索他洛尔,也可选择多菲利特与β受体阻滞剂合用。

(4)若伴心力衰竭,应慎用抗心律失常药物,必要时可考虑应用胺碘酮,或多菲利特,并适当加用β受体阻滞剂。

(5)若合并预激综合征(WPW综合征),应首选对房室旁路行射频消融治疗。

(6)对迷走神经性房颤,丙吡胺具有抗胆碱能活性,疗效肯定;不宜使用胺碘酮,因该药具有一定的β受体阻断作用,可加重该类房颤的发作。对交感神经性房颤,β受体阻滞剂可作为一线治疗药物,此外还可选用索他洛尔和胺碘酮。

(7)对孤立性房颤可先试用β受体阻滞剂;普罗帕酮、索他洛尔和氟卡尼的疗效肯定;胺碘酮和多菲利特仅作为替代治疗。

在药物治疗过程中,如出现明显不良反应或患者要求停药,则应该停药;如药物治疗无效或效果不肯定,应及时停药。

鉴于目前已有的抗心律失常药物的局限性和现有导管消融研究的结果,在维持窦性心律方面经导管消融优于药物治疗。

(三)控制过快的心室率

药物维持窦性心律和控制心室率的研究显示,没有发现控制心室率在死亡率和生活质量方面逊于维持窦性心律的治疗。主要原因可能是复律并维持窦性心律治疗过程中的风险,尤其是抗心律失常药物的不良反应,抵消了维持窦性心律所带来的益处,故在降低房颤复发率的同时并没有改善患者的预后。因此,长期用药时应评价抗心律失常药物的益处和风险。对于部分房颤患者而言,心室率控制后可显著减轻或消除症状,改善心功能,提高生活质量。控制心室率在以下情况下可作为一线治疗:①无转复窦性心律指征的持续性房颤;②房颤已持续数年,在没有其他方法干预的情况下(如经导管消融治疗),即使转复为窦性心律也很难维持;③抗心律失常药物复律和维持窦性心律的风险大于房颤本身;④心脏器质性疾病,如左心房内径大于55 mm、二尖瓣狭窄等,如未纠正,很难长期保持窦性节律。

控制房颤患者过快心室率,使患者静息时心室率维持在60~80次/分,运动时维持在90~115次/分,可采用洋地黄制剂、钙通道阻滞剂(地尔硫䓬、维拉帕米)及β受体阻滞剂单独应用或联合应用、某些抗心律失常药物。β受体阻滞剂是房颤时控制心室率的一线药物,钙通道阻滞剂如维拉帕米和地尔硫䓬也是常用的一线药物,对控制运动时快速心室率的效果比地高辛好,β受体阻滞剂和地高辛合用控制心室率的效果优于单独使用。洋地黄制剂(例如地高辛)对控制静息时的心室率有效,但对控制运动时的心室率无效,仅用于伴有慢性心力衰竭的房颤患者,对其他房颤患者不单独作为一线药物。对伴有房室旁路前传的房颤患者,禁用钙通道阻滞剂、洋地黄制剂和β受体阻滞剂,因房颤时心房激动经房室结前传受到抑制后可使其经房室旁路前传加快,致心室率明显加快,产生严重血流动力学障碍,甚或诱发室性心动过速和/或心室颤动。对伴有房室旁路前传且血流动力学不稳定的房颤患者,首选直流电复律;血流动力学异常不明显者,静脉注射普罗帕酮、胺碘酮或普鲁卡因胺。为了迅速地控制心室率,可经静脉应用β受体阻滞剂或维拉帕米、地尔硫䓬。

对于发作频繁、药物不能控制的快速心室率患者或不能耐受药物治疗且症状严重的患者,可考虑导管消融改良房室结以减慢心室率、消融房室结阻断房室传导后植入永久性人工心脏起搏器治疗。

(四)抗凝治疗

房颤是卒中的独立危险因素,房颤患者发生卒中的危险是窦性心律者的5~6倍。在有血栓栓塞危险因素的房颤患者中,应用华法林进行抗凝治疗是目前唯一可明确改善患者预后的药物治疗手段。任何有血栓栓塞危险因素的房颤患者如无抗凝治疗禁忌证均应给予长期口服华法林治疗,并使其国际标准化比率(INR)维持在 2.0~3.0,而最佳值为 2.5 左右,75 岁以上患者的 INR 宜维持在 2.0~2.5。INR<1.5 不可能有抗凝效果;INR>3.0 出血风险明显增加。对年龄<65 岁无其他危险因素的房颤患者可不予以抗凝剂,65~75 岁无危险因素的持续性房颤患者可给予阿司匹林 300~325 mg/d 预防治疗。

对阵发性或持续性房颤,如行复律治疗,当房颤持续时间在 48 小时以内,复律前不需要抗凝。当房颤持续时间不明或≥48 小时,临床可有两种抗凝方案。一种是先开始华法林抗凝治疗,使 INR 达到 2.0~3.0 三个星期后复律。在 3 周有效抗凝治疗之前,不应开始抗心律失常药物治疗。另一种是行经食管超声心动图检查,且静脉注射肝素,如果没有发现心房血栓,可进行复律。复律后肝素和华法林合用,直到 INR≥2.0 停用肝素,继续应用华法林。在转复为窦性心律后几周,患者仍然有全身性血栓栓塞的可能,不论房颤是自行转复为窦性心律或是经药物或直流电复律,均需再行抗凝治疗至少 4 周,复律后在短时间内心房的收缩功能尚未完全恢复。

华法林抗凝治疗可显著降低缺血性脑卒中的发生率,但应注意其出血性事件的危险,对每例患者应当评估风险/效益比。华法林初始剂量 2.5～3 mg/d,2～4 天起效,5～7 天达治疗高峰。因此,在开始治疗时应隔天监测 INR,直到 INR 连续 2 次在目标范围内,然后每周监测 2 次,共1～2 周。稳定后,每月复查 2 次。华法林剂量根据 INR 调整,如果 INR 低于 1.5,则增加华法林的剂量,如高于 3.0,则减少华法林的剂量。华法林剂量每次增减的幅度一般在 0.625 mg/d 以内,剂量调整后需重新监测 INR。由于华法林的药代动力学受多种食物、药物、酒精等的影响,因此,华法林的治疗需长期监测和随访,将 INR 控制在治疗范围内。

阿司匹林有预防血栓栓塞事件的作用,但其效果远比华法林差,仅应用于对华法林有禁忌证或者脑卒中的低危患者。因阿司匹林与华法林联合应用的抗凝作用并不优于单独应用华法林,而出血的危险却明显增加,因此不建议两者联用。氯吡格雷也可用于预防血栓形成,临床多用 75 mg 顿服,其优点是不需要监测 INR,出血危险性低,但预防脑卒中的效益远不如华法林,即使氯吡格雷与阿司匹林合用,其预防卒中的作用也不如华法林。

(五)非药物治疗

对一部分反复发作、症状较重而药物治疗效果不理想的患者,可选择进行非药物治疗,包括心房起搏、导管消融及心房除颤器等。

心力衰竭

第一节　慢性收缩性心力衰竭

慢性收缩性心力衰竭亦称为射血分数减少性心力衰竭,是指 EF 值＜45％的慢性心力衰竭,是大多数心血管疾病的最终归宿,也是最主要死亡原因。美国心脏学院和美国心脏学会 2005 年公布美国的心力衰竭患者约有 500 万,每年新增 55 万。我国尚缺乏心力衰竭的流行病学资料。尽管心力衰竭的治疗有很大的进展,但死于心力衰竭的患者数目还在逐年上升,其部分原因是冠心病患病人群的增加和急性心肌梗死治疗的进步,存活者增多所导致的缺血性心肌病患者显著增加。人口的老龄化也是心力衰竭发生率增加的原因。在西方国家,冠状动脉性疾病、高血压和扩张型心肌病是心力衰竭的主要原因,在我国,瓣膜病仍是心力衰竭的常见原因。

一、临床诊断

(一)临床表现

左心衰竭和全心衰竭常见,单纯右心衰竭较少见。心力衰竭临床表现主要有四个方面:心排血量减低、肺淤血(左心衰竭)、体循环淤血(右心衰竭)、原发心脏病本身的表现。

1.左心衰竭

(1)症状。

不同程度的呼吸困难:①劳力性呼吸困难为最早出现的症状,最先出现在重体力活动时,随后出现如上楼梯、爬坡时呼吸困难,休息后可缓解。主要原因是运动时回心血量增加,衰竭心脏不能等量将血液泵入主动脉,使左心室舒张末期压力及左心房压力上升,加重肺淤血,肺顺应性下降及呼吸膜水肿,气体(主要是氧气)交换障碍。②端坐呼吸为休息时亦有肺淤血,患者不能平卧,需端坐以减少静脉回心血量和膈肌上抬,从而减轻呼吸困难程度。③夜间阵发性呼吸困难为患者入睡后突然憋气而惊醒,被迫采取端坐位,呼吸深快,严重的可伴哮鸣音,称为"心源性哮喘"。但如发生于老年冠状动脉粥样硬化性心脏病(简称冠心病)患者往往很快发展为急性肺水肿,预后较差。其发生机制与平卧时回心血量增加、膈肌高位致肺活量减少、夜间迷走神经张力增高、小支气管收缩以及熟睡后对肺淤血的感知能力下降等因素有关。④急性肺水肿见于急性心力衰竭。

咳嗽、咳痰:初期常于卧位发生,坐位或立位可减轻。晚期坐位、立位也可发生,白色浆液性泡沫痰为其特点。为肺泡和支气管黏膜淤血所致。

咯血:痰中带血丝多为支气管黏膜毛细血管破裂所致。长期肺淤血可在肺循环和支气管循环之间形成侧支循环,支气管黏膜下血管扩张,一旦破裂可引起大咯血,多见于风湿性心脏病二尖瓣狭窄及左向右分流的先天性心脏病。咳粉红色泡沫血痰是急性左心衰竭、急性肺水肿的特异性表现。

乏力、疲倦、头昏、心慌:这些症状与心排血量下降,组织器官灌注不足及代偿性心率加快有关。

少尿、水肿及肾功损害症状:严重左心衰竭时,血流再分配,肾血流量减少,故尿量减少、水钠潴留而出现水肿,此即所谓"前向衰竭"。严重时可引起肾前性肾衰竭及相应症状。

(2)体征。

肺部湿啰音:肺淤血致肺毛细血管静水压增高大于胶体渗透压时,血浆成分可渗出到肺泡而引起湿性啰者。心力衰竭由轻到重,其湿性啰者可从局限肺底到全肺。如侧卧位则先发生在下垂的一侧,与体位相关的肺部湿啰音是心力衰竭与肺部感染湿啰音的区别点。

心脏体征:①基础心脏病的体征;②与心力衰竭有关的体征,心脏扩大(舒张性心力衰竭除外),心率加快,奔马律,部分患者有肺动脉瓣第二心音亢进,特别是风湿性心脏病二尖瓣狭窄、左向右分流的先天性心脏病引起的心力衰竭明显。

发绀:主要由于呼吸膜水肿、增厚,氧气交换障碍,氧分压下降,还原血红蛋白增加引起,属中央型发绀。

2.右心衰竭

(1)症状。

消化道症状:腹胀、食欲缺乏常见,偶有恶心、呕吐,是胃肠淤血所致。肝淤血肿大可导致右上腹饱胀不适、肝区疼痛,长期肝淤血可发生心源性肝硬化。

劳力性呼吸困难：继发于肺部疾病及左心衰竭者呼吸困难明显。单纯右心衰竭常见于某些先天性心脏病、原发或者继发性肺动脉高压、右心室型心肌病以及右心室心肌梗死，可出现劳力性呼吸困难，但仍可平卧。其原因主要是心排血量下降以及缺氧。此与左心衰竭时肺淤血引起的呼吸困难不同。

乏力、疲倦、头昏、心慌：与左心衰竭一样，主要由心排血量减少，组织器官灌注不足及代偿性心率加快引起。

（2）体征。

颈静脉曲张及肝颈静脉回流征阳性：颈静脉曲张及肝颈静脉回流征阳性为体循环静脉压增高引起。

肝大：肝大常伴压痛，质地中等，如伴有三尖瓣反流则有肝脏搏动。持续慢性右心衰竭可引起心源性肝硬化，此时压痛不明显，质硬，缘锐，心力衰竭纠正后缩小不明显，三尖瓣反流时，肝脏搏动也不明显，脾大及食管静脉曲张少见。

水肿：当体循环静脉压升高大于胶体渗透压时可出现水肿，此即所谓"后向衰竭"。其特征为首先出现于下垂部位，常为对称性，可压陷。

胸腔积液和腹水：胸腔积液为漏出液，双侧多见，如为单侧，则首先出现于右侧。由于胸膜静脉部分回流到肺静脉，故胸腔积液多见于全心衰竭时。严重右心衰竭，由于肝静脉回流受阻，可出现腹水。有心源性肝硬化时，由于门静脉压力增高，可出现大量腹水，腹水为漏出液。

心脏体征：①基础心脏病的体征；②右心衰竭心脏体征，心率增快，右心室舒张期奔马律，右心扩大，三尖瓣相对关闭不全的反流性杂音，该杂音有时含有乐性成分，吸气时乐性成分更明显，是右心衰竭较特异的体征，但应与感染性心内膜炎瓣膜穿孔及腱索断裂的乐性杂音相鉴别，后者有感染性心内膜炎其他临床表现可资鉴别。

3.全心衰竭

全心衰竭同时表现为左心衰竭和右心衰竭的相关症状及体征。大多数全心衰竭的右心衰竭是由左心衰竭发展而来，此时右心排血量减少，呼吸困难等肺淤血症状反而有所减轻。原发性扩张型心肌病左右心室同时衰竭者，肺淤血表现往往不严重。

（二）实验室和辅助检查

1.常规实验室检查

血常规检查、尿常规检查、粪常规检查以确定是否有感染、贫血、肾脏损伤等；肝功能检查确定是否有肝酶增高判断肝脏淤血；肾脏功能检查判断是否同时合并肾脏功能不全,动态检查尚可以判断是肾前性还是肾性肾脏功能不全,以辅助判断心力衰竭的严重程度;电解质检查判断是否存在电解质紊乱,特别是确定是否存在低血钾、低血镁、低血钠,对心力衰竭的严重程度的判断和治疗具重要意义。

2.脑钠肽和氨基末端脑钠肽前体测定

脑钠肽和氨基末端脑钠肽前体测定有助于心力衰竭诊断和预后、治疗效果的判断。症状性和无症状性左心室功能障碍患者血浆 BNP 水平均升高,BNP 诊断心力衰竭的敏感性、特异性、阴性预测值和阳性预测值分别为 97%、84%、97% 和 70%。血浆 BNP 可用于鉴别心源性和肺源性呼吸困难,BNP 正常的呼吸困难,基本可除外心源性。血浆高水平 BNP 预示严重心血管事件,包括死亡的发生。心力衰竭经治疗,血浆 BNP 水平下降提示预后改善。大多数心力衰竭呼吸困难的患者 BNP 在 400 pg/mL 以上;BNP<100 pg/mL 时不支持心力衰竭的诊断;BNP 在 100～400 pg/mL 还应考虑其他原因,如肺栓塞、慢性阻塞性肺疾病、心力衰竭代偿期等。

N-末端 B 型利钠肽原是 BNP 激素原分裂后没有活性的 N-末端片段,与 BNP 相比,半衰期更长,更稳定,其浓度可反映短暂时间内新合成的而不是贮存的 BNP 释放,因此更能反映 BNP 通路的激活。血浆 N-末端 B 型利钠肽原水平与年龄、性别和体重有关,老龄和女性升高,肥胖者降低,肾功能不全时升高。血浆 N-末端 B 型利钠肽原水平也随心力衰竭程度加重而升高,在伴急性冠脉综合征、慢性阻塞性肺疾病、肺动脉高压、高血压、心房颤动(AF)时也会升高。N-末端 B 型利钠肽原临床应用中国专家共识推荐:采用"双截点"策略,如就诊时 N-末端 B 型利钠肽原<300 pg/mL,则该患者急性心力衰竭的可能性很小。如高于相应年龄层次的截点(50 岁以下、50 岁和 75 岁以上者分别为 450 pg/mL、900 pg/mL 和 1 800 pg/mL),则该患者急性心力衰竭的可能性很大。如检测值介于上述两截点之间的"灰区",可能是程度较轻的急性心力衰竭或是非急性心力衰竭所致,此时应结合其他检查结果进一步鉴别诊断。

3.心电图检查

心电图检查对心力衰竭诊断无意义,窦性心律时 V_1 导联 P 波末期负值增加是左心房负荷过重表现,可供参考。心力衰竭有多种心电图表现,包括原发疾病的表现,如心肌梗死临床表现,也可以出现各种心律失常,包括:①室性期前收缩最常见,几乎所有心力衰竭患者均可发生;②各种心动过速;③各种室内传导阻滞;④房室传导阻滞等。

4.X 线检查

（1）心影大小及外形：心力衰竭时心影常扩大，心影增大的程度取决于原发的心血管疾病。此外，心影大小及外形还可为心脏病的病因诊断提供重要线索。

（2）肺淤血及肺水肿表现：肺淤血的程度可判断左心衰竭的严重程度，典型者上肺静脉影增粗，较下肺静脉影明显，呈鹿角样；当肺静脉压＞3.3 kPa（25 mmHg）时可见 KerleyB 线，为肺野外侧水平线状影，是肺小叶间积液的表现，为肺淤血的特征性 X 线征象；急性肺泡性肺水肿时，肺门呈蝴蝶状阴影，肺野可见大片融合的模糊、毛玻璃样阴影；严重时可见右侧胸腔积液或双侧胸腔积液。

5.超声心动图

（1）比 X 线更准确地提供心脏病的病因及心腔大小、结构等资料。

（2）估计心脏功能。

收缩功能：主要有 EF、周径缩短速度和短径缩短率等指标，以 EF 最常用，正常值≥55%，左心室射血分数≤40%为收缩性心力衰竭的诊断标准，但是当患者存在二尖瓣反流时，EF 常常高估，需要注意。

舒张功能：超声心动图是临床上最常用的判断舒张功能的方法。舒张早期心室充盈形成 E 峰，舒张晚期心房收缩形成 A 峰，正常 E 峰＞A 峰，E/A 比值＞1.2。当舒张功能下降时，E 峰下降，A 峰增加，E/A 比值降低。如舒张功能下降是继发于收缩功能下降，随着收缩功能的恶化，E/A 比值可假性正常化，最后 A 峰极小甚至消失。

6.^{99m}Tc-RBC 核素心血池显像

利用放射性核素^{99m}Tc 结合在人红细胞上，通过单光子发射计算机断层技术，可以测定左右心室收缩末期和舒张末期容积，据此可计算 EF 及每搏量等容量指标。并可通过记录放射活性-时间曲线，计算左心室舒张期最大充盈率和充盈分数，以及收缩期最大射血率等。

7.磁共振成像检查

磁共振成像（magnetic resonance imaging，MRI）的三维成像技术，可克服心室几何形态对体积计算的影响，故能更精确计算收缩末期和舒张末期心室容积，据此计算射血分数、每搏量。MRI 对右心室分辨率亦较好，可提供右心室上述参数。此外，MRI 可清晰分辨心内膜和心外膜边缘，故还可测定左心室重量。

8.心-肺吸氧运动试验

运动时机体耗氧量增加，心排血量相应增加，耗氧量是动-静脉氧差与心排血量的乘积，正常人氧耗量每增加 100 mL/(min·m²)，心排血量增加 600 mL/(min·m²)。当心排血量不能满足机体需要，组织就会从流经的血液中摄取更多的氧，以满足代谢需要，结果使动-静脉氧差增大。仍不能满足代谢需要时，出现无氧代谢，血乳酸含量增加，呼气中 CO_2 含量增加。当运动量继续增加，氧耗量不再增加，此时的氧耗量即为最大氧耗量[VO_{2max}，单位 mL/(min·kg)]，表明心排血量已不能再增加，故可反映心脏的排血功能。心功能正常时，此值应＞20，轻中度心功能损害时(NYHAⅡ级)为 16～20，中重度损害(NYHAⅢ级)为 10～15，极重度损害(NYHAⅣ级)为＜10。

9.创伤性血流动力学检查

常用漂浮导管床旁测定的方法，此外亦可通过左心导管，左心室造影的方法。漂浮导管可测量心排血量、心脏指数、肺毛细血管嵌压、肺动脉压、右心室压、右心房压及各压力曲线。PCWP 在无二尖瓣及肺静脉病变的前提下，间接反映左心室舒张末期压力。左心导管可测左心室压和主动脉压及其压力曲线；左心室造影可测左心室舒张末期容积、左心室收缩末容积以及据此计算出的射血分数、心排血量、心脏指数每搏量等。常用心脏指数值：2.6～4 L/(min·m²)，当＜2.2 L/(min·m²)即出现低心排血量症状。PCWP：0.8～1.6 kPa(6～12 mmHg)，PCWP＞2.4 kPa(18 mmHg)出现轻度肺淤血；PCWP＞4.0 kPa(30 mmHg)出现肺水肿(表 2-1)。

表 2-1 常用血流动力学参数及临床意义

参数	正常值	临床意义
中心静脉压	0.6～1.2 kPa(6～12 cmH₂O)	↑血容量增多、右心衰竭
肺动脉压	0.5～1.7 kPa(4～13 mmHg)	↑肺动脉高压、左心衰竭
肺毛细血管楔压	0.8～1.6 kPa(6～12 mmHg)	↑肺淤血、左心衰竭
每搏输出量	60～70 mL	↓前负荷不足，心脏压塞、心肌收缩力下降、心排阻力上升
心搏指数	41～51 mL/m²	同上
心排血量	5～6 L/min	↓心力衰竭
心排指数	2.6～4.0 L/(min·m²)	↓心肌收缩力减低、心力衰竭
射血分数	0.5～0.6	↓心室收缩力减低

二、临床治疗

(一)治疗原则

慢性心力衰竭的治疗在 20 世纪 90 年代以来有了重大的转变：从短期血流

动力学/药理学措施转为长期的、修复性的策略,目的是改变衰竭心脏的生物学性质。心力衰竭的治疗目标不仅仅是改善症状、提高生活质量,更重要的是针对心肌重构的机制,防止和延缓心肌重构的发展,从而降低心力衰竭的死亡率和住院率。

1.治疗目的

(1)阻止心肌损害的进一步恶化。

(2)延长寿命、降低死亡率。

(3)提高运动耐量,改善生活质量。

2.治疗原则

(1)心力衰竭基本病因及诱因的防治。

(2)改善血流动力学。

(3)拮抗过度激活的神经内分泌系统。

(4)改善心肌能量代谢,保护心肌细胞。

3.治疗方法

在治疗目的和治疗原则的指导下,结合心力衰竭病因及发病机制制订总的方案,根据患者的具体情况(如心力衰竭的基本病因和诱因、心功能状态等个体特点)选择、调整治疗方案。

(二)病因治疗

1.基本病因治疗

大多数心力衰竭基本病因明确,如高血压、冠心病、瓣膜病、先天性心脏病等。在心力衰竭发生的早期尚有治疗的机会,但当进入心力衰竭的晚期阶段,则失去了治疗机会。因此,基本病因的治疗一定要强调一个"早"字,积极控制血压、改善冠脉血供、用介入或手术方法矫正慢性心瓣膜病及先天畸形的血流动力学紊乱。有些心力衰竭基本病因不明确,如原发性心肌病,或者是纵使病因明确,目前尚缺乏针对性治疗方法,如遗传性心肌病等,基本病因治疗无法实施。

2.诱因治疗

最常见的诱因为肺部感染,应选择适当的抗生素。对于有基础心脏病变,尤其是瓣膜病和先天性心脏病患者,如果出现2周以上的发热,应警惕感染性心内膜炎。严重心律失常者抗心律失常,纠正电解质、酸碱平衡紊乱等。潜在的甲状腺功能亢进症、贫血、肺动脉血栓形成及栓塞也是心力衰竭加重的诱因,均应一一进行针对性的治疗。

(三)慢性心力衰竭C期急性血流动力学恶化阶段的治疗

慢性心力衰竭的临床过程多表现为血流动力学恶化阶段即失代偿阶段和稳定阶段交替出现,血流动力学恶化临床上主要表现是短期内心力衰竭症状明显加重,患者往往不能平卧,水肿明显加重,心脏功能Ⅳ级。多是诱因引起,部分患者去除诱因后血流动力学又转为稳定阶段,一部分患者心功能极差,如不及时改善恶化的血流动力学,则无机会去除诱因,而因血流动力学恶化致死,或恶化的血流动力学是促使诱因出现的原因,如肺淤血加重易引起肺部感染或感染难控制。因此,改善血流动力学是大多数慢性心力衰竭患者住院首要解决的问题,亦是改善心脏重构治疗措施落实的前提保障。其方法为减轻心脏负荷和增加心脏收缩功能。

1.减轻心脏负荷

(1)休息:控制体力活动,避免精神紧张均能减低心脏负荷,有利于血流动力学紊乱的改善。但长期卧床易发生静脉血栓形成、肺栓塞、消化功能减退等并发症,同时引起肌肉萎缩、肌肉血供进一步减少而致运动耐量下降,因此,目前认为,心力衰竭患者血流动力学稳定后应该适量运动,有利于提高患者的生活质量,甚至延长生存时间。

(2)监测体重:每天测定体重对早期发现液体潴留非常重要。如在3天内体重突然增加2 kg以上,应考虑患者有钠、水潴留(隐性水肿),需加大利尿剂剂量。

(3)限盐:适当限盐有利于减轻水肿及心脏负荷,但过分严格限盐同时应用强效排钠利尿剂易导致低钠血症。正常成年人每天钠的摄入量为3~6 g,轻度心力衰竭患者钠盐摄入应控制在每天2~3 g,中到重度心力衰竭患者应<2 g每天。

(4)利尿剂:是治疗心力衰竭最常用的药物,可减少血容量、减轻周围组织和内脏水肿、减轻心脏前负荷、减轻肺淤血;利尿后大量排钠,使血管壁张力降低,减轻心脏后负荷,增加心排血量而改善左心室功能。对有液体潴留的心力衰竭患者,利尿剂是唯一能充分减少心力衰竭患者液体潴留的药物。合理使用利尿剂是其他治疗心力衰竭药物取得成功的关键环节之一。如利尿剂用量不足造成液体潴留,会降低对机体对血管紧张素转化酶抑制剂的反应,增加使用β受体阻滞剂的风险。另一方面,不恰当的大剂量使用利尿剂则会导致血容量不足,增加ACEI和血管扩张剂发生低血压的危险,以及血管紧张素转化酶抑制剂(angiotensin converting enzyme inhibitor,ACEI)和血管紧张素Ⅱ受体阻滞剂(angiotensin Ⅱ receptor blocker,ARB)出现肾功能不全的风险。

噻嗪类利尿剂:以氢氯噻嗪(双氢克尿噻)为代表。抑制近曲小管髓襻升支皮质部和远曲小管前段,抑制 Na^+ 及水重吸收增加其排出,通过钠-钾交换作用,使钾重吸收减少,同时抑制尿酸排泄,干扰糖及胆固醇代谢,故长期大量使用有引起低钾、血尿酸增加、糖尿病、高胆固醇血症等不良反应。氢氯噻嗪为中效利尿剂,轻中度心力衰竭首选。可以 25 mg,每周 2 次、隔天 1 次、每天 1~3 次等不同剂量应用,最大剂量可用到每天 100 mg,分 3 次口服。如无效,再加大剂量很少能增加疗效。

襻利尿剂:以呋塞米为代表,作用于 Henle 襻的升支,在排钠的同时亦排钾。为强效利尿剂,口服剂量 20~200 mg/d,分 2~3 次。效果不佳或病情危急可用 20~40 mg 静脉注射。低血钾为其主要不良反应,故必须注意补钾。

直接作用于远曲肾小管保钾利尿剂。①氨苯蝶啶:直接作用于远曲肾小管,抑制远曲小管和集合管皮质段对 Na^+ 的重吸收,增加 Na^+、Cl^- 排泄而利尿,排钠保钾,利尿作用不强,常与噻嗪类及襻利尿剂合用。50~100 mg,每天 2 次。②阿米诺利:抑制肾脏远端小管和集合管的 Na^+-K^+ 和 Na^+-H^+ 交换,从而使 Na^+ 和水排出增多,而 K^+ 和 H^+ 排出减少,Ca^{2+} 和 Mg^{2+} 排泄减少。利尿作用较强,保钾作用弱,可单独用于轻型心力衰竭患者,5~10 mg,每天 2 次。

醛固酮系统拮抗剂。①螺内酯(安体舒通):其与醛固酮受体有很强的亲和力,能与受体结合,但无内在活性,故可以竞争性拮抗醛固酮的作用。作用于远曲小管,排钠保钾。作用于心脏可改善心室重构。尽管利尿作用不强,但由于其能延长患者生存时间,是目前应用最广泛的醛固酮拮抗剂。多与噻嗪类及襻利尿剂同时应用。一般用 20 mg,每天 1~3 次。②盐皮质激素受体拮抗剂:依普利酮,依普利酮与醛固酮受体结合后直接抑制醛固酮受体活性,是醛固酮受体抑制剂。与螺内酯一样可作用于远曲小管,排钠保钾,亦可作用于心脏可改善心室重构,延长患者生存时间,改善患者生活质量。起始剂量每天 25 mg 口服,最大剂量每天 50 mg。亦可与噻嗪类及襻利尿剂同时应用。二者均治疗适用于中、重度心力衰竭,NYHA Ⅲ、Ⅳ级患者。高钾血症和肾功能异常为禁忌,如血 K^+ >5.0 mmol/L,应停用或减量。两者不能同时应用,以防止高钾血症的发生。

醛固酮系统拮抗剂既可以用于慢性心力衰竭急性血流动力学恶化期的治疗,减轻心脏负荷,改善血流动力学,亦可用于慢性心力衰竭血流动力学稳定期的治疗,改善心脏的重建,延长患者生存时间,改善患者生活质量。

直接作用于远曲肾小管和醛固酮系统拮抗剂均为保钾利尿剂,但是其作用机制和临床应用差别较大,仅仅根据其是否保钾归于同一类不符合临床应用要求。前者仅仅有利尿保钾作用,后者尚有改善心脏重建和心力衰竭后预后的作用。具有保钾作用的利尿剂一般应与排钾利尿剂合用,否则会引起高钾血症,特别同时应用 ACEI 或者同时应用 ARB 者更易引起高钾血症,亦不宜同时服用钾盐,应注意监测血钾。

血管升压素 V_2 受体拮抗剂:托伐普坦,主要通过阻断过度分泌的精氨酸升压素(arginine vasopressin,AVP)与其 V_2 受体结合,使净水(非溶质水)排出增加,达到升高血浆渗透压和利尿的作用。

V_2 受体位于肾脏集合管细胞的基底侧膜,介导水的重吸收;在血管内皮及血管平滑肌细胞表达,介导血管扩张效应。正常情况下,体液渗透压降低是抑制 AVP 分泌的主要因素,同时迷走神经张力增高亦是抑制 AVP 分泌的因素。慢性心力衰竭患者,由于排钠利尿剂的使用及肾小球滤过率降低导致水排泄受限,容易产生低钠血症,同时由于交感神经兴奋、迷走神经相对抑制以及利钠肽等因素刺激 AVP 分泌,使得体液渗透压降低引起的抑制 AVP 分泌作用减少,AVP 释放不下降,甚至增加,从而导致水潴留和低钠血症,产生抗利尿激素分泌失调综合征,其是指由于多种原因引起的内源性 AVP 分泌异常增多,血浆抗利尿激素浓度与体液渗透压比例失衡,从而导致水潴留、尿排钠增多以及稀释性低钠血症等临床表现的一组综合征。

托伐普坦可改善心力衰竭患者的低钠血症,降低死亡率,且在合并有肾功能异常或严重循环充血的患者更为明显。11%的心力衰竭抗利尿激素分泌失调综合征患者出现药物抵抗,即用药后血钠水平升高不超过 5 mmol/L。用法用量:每天 15 mg,用药一般不能超过 30 天,以防止肝功能损伤。

心力衰竭时利尿剂的应用要点:①所有心力衰竭患者,有液体潴留的证据或原先有过液体潴留者,均应给予利尿剂。②利尿剂不能作为心力衰竭单一治疗措施,应与 ACEI 和 β 受体阻滞剂等联合应用。③氢氯噻嗪类利尿剂适用于轻度液体潴留、肾功能正常的心力衰竭患者,如有显著液体潴留,特别当有肾功能损害时,宜选用襻利尿剂如呋塞米。④利尿剂通常从小剂量开始(呋塞米每天 20 mg,或托拉塞米每天 10 mg,氢氯噻嗪每天 25 mg)并逐渐增加剂量直至尿量增加,体重每天减轻 0.5～1.0 kg 为宜。氢氯噻嗪每天 100 mg 已达最大剂量,呋塞米剂量不受限制。⑤一旦病情控制(肺部啰音消失、水肿消退、体重稳定),即可以最小有效量长期维持,一般需无限期使用。在长期维持期间,仍应根据液体潴留情况随时调整剂量,每天体重的变化是最可靠的监测利尿剂效果和调整利尿剂剂量的指标。⑥在应用利尿剂过程中,如出现低血压和氮质血症而患者已无液体潴留,则可能是利尿过量、血容量减少所致,应减少利尿剂剂量。⑦在应用利尿剂过程中,如患者有持续液体潴留,则低血压和氮质血症很可能是心力衰竭恶化,终末器官灌注不足的表现,利尿剂可改为静脉使用,并短期使用能增加肾灌注的药物如多巴胺或多巴酚丁胺,可以增加利尿效果。⑧利尿剂联合用药方法:噻嗪类利尿剂与襻利尿剂联合应用可以增加利尿效果,但是容易造成低血钾,前二者单独或者同时与作用于远曲肾小管保钾利尿剂联合应用,既可以增加利尿效果,也可以减少低血钾发生;噻嗪类利尿剂与襻利尿剂亦可以与醛固酮系统拮抗剂联合应用,亦有增加利尿效果,同时减少低血钾发生的作用;同类药物联合应用一般不增加利尿效果,故不主张联合应用;不主张作用于远曲肾小管保钾利尿剂与醛固酮系统拮抗剂联合应用,亦不主张醛固酮拮抗剂与醛固酮受体拮抗剂联合应用,这两种联合均增加高血钾风险;低血钠时可以联合应用血管升压素 V_2 受体拮抗剂,以保钠利水。

2.血管扩张剂

大样本、多中心、随机、双盲、安慰剂对照临床研究结果表明,血管扩张剂尽管可一过性地改善血流动力学,但多增加心力衰竭死亡率,如 α 受体阻滞剂、钙通道阻滞剂等,因此血流动力学的改善并不完全与心力衰竭预后一致。在以血管扩张为主要作用的药物中,仅肼屈嗪合用硝酸异山梨酯有降低心力衰竭死亡率的循证医学证据,目前能提供 NO 的药物无增加心力衰竭死亡率的证据,故临床应用广泛。

(1)提供 NO 类药物。①硝普钠:为常用静脉滴注制剂,在体内直接经化学反应提供 NO,从而同时扩张小动脉和小静脉,减轻心脏前、后负荷。此外,尚有改善心脏舒张功能的作用。每分钟 20 μg 开始,根据血压和心率调整用量,每5 分钟可增加每分钟 5～10 μg,直到产生疗效。最大量可用到每分钟 300 μg。由于硝普钠见光易氧化,故应避光使用,且每次配制后不能超过8小时。长期大量使用可使高铁血红蛋白增加,但很少出现氰化物中毒。②硝酸酯类:在体内经酶促反应提供 NO,小剂量扩张小静脉为主,大剂量动静脉同时扩张。按给药方法分为静脉给药和口服或舌下含服两种剂型,按作用时间长短分为短效、中效及长效 3 类。常用的有硝酸甘油、硝酸异山梨酯、戊单硝基异山梨醇酯等。硝酸甘油静脉滴注每分钟 10 μg 开始,逐渐加量,维持量每分钟 50～100 μg。硝酸酯类药物由于提供 NO 需巯基酶,故易产生耐药性。供 NO 类药物,由于有较强的扩血管作用,故对于心内严重梗阻性疾病,如严重二尖瓣狭窄(尤其是无右心衰竭）、主动脉瓣狭窄及肥厚梗阻型心肌病应慎用。

（2）其他：α受体阻滞剂可短期用于改善症状，不宜长期应用。

3.增加心肌收缩性

增加心肌收缩性药物主要有洋地黄和非洋地黄类，可通过提高心肌收缩性能而提高心排血量。

（1）洋地黄类药物：一系列前瞻性研究结果表明洋地黄类药物不减少也不增加心力衰竭患者死亡率，但可明显改善患者的生活质量，故仍然是目前治疗心力衰竭的主要药物。但它是正性肌力药中唯一的长期治疗不增加死亡率的药物，且可降低因心力衰竭恶化再次住院的危险。因此，地高辛作为洋地黄类药物之一，用于心力衰竭的主要获益是可以减轻和改善临床症状，在不影响生存率的情况下降低因心力衰竭再次住院的危险。

药理作用。①正性肌力作用：通过抑制细胞膜上 Na^+-K^+-ATP 酶，使细胞内 Na^+ 浓度增高，K^+ 浓度降低，经 Na^+-Ca^{2+} 交换，细胞 Ca^{2+} 增加而发挥正性肌力作用。而细胞内 K^+ 减少是洋地黄中毒的重要原因。②负性频率作用：通过直接或间接兴奋迷走神经抑制心脏的传导系统，主要抑制房室交界区，使心力衰竭心率减慢。迷走神经兴奋尚可对抗心力衰竭时交感神经过度激活的不良反应。

适应证：用于中、重度心力衰竭，对心脏扩大或伴有快速心房颤动者疗效更佳。

禁忌证：①洋地黄中毒者；②预激综合征伴心房颤动；③病态窦房结综合征；④二度或高度房室传导阻滞；⑤单纯舒张性心力衰竭；⑥窦性心律的单纯二尖瓣狭窄无右心衰竭者；⑦急性心肌梗死，心脏不大且无心房颤动，或心肌梗死前已用过洋地黄，在 24 小时内不宜使用；⑧肥厚性梗阻型心肌病。

洋地黄制剂及选择：地高辛是唯一经过安慰剂对照临床试验评估的洋地黄制剂，服用后经小肠吸收，2～3 小时血清浓度达高峰，4～8 小时获最大效应，85% 由肾脏排出，半衰期为 36 小时，连续口服相同剂量经 5 个半衰期（约 7 天后）血清浓度可达稳态。目前多采用维持量疗法（每天 0.125～0.25 mg），即自开始便使用固定的剂量，并继续维持；对于 70 岁以上或肾功能受损者，地高辛宜用小剂量 0.125 mg 每天 1 次或隔天 1 次。毛花苷 C 为静脉注射制剂，注射后 10 分钟起效，1～2 小时达高峰，每次 0.2～0.4 mg，24 小时总量 0.8～1.2 mg。适用于急性心力衰竭或心力衰竭伴快速房颤者。

洋地黄中毒及处理：电解质紊乱、酸碱平衡失调、肾脏功能不全以及严重心脏扩张患者容易出现洋地黄中毒。①洋地黄中毒表现：包括心脏表现、胃肠道表现和中枢神经系统表现。心脏表现主要是心律失常和心肌收缩力减弱,心力衰竭加重。心律失常分为快速心律失常和缓慢心律失常两类。快速心律失常几乎所有类型均可发生,最常见的是室性期前收缩,最严重的是心室扑动、心室颤动。对洋地黄中毒诊断特异性最高的是室性期前收缩二联律、非阵发性房室交界性心动过速和伴房室传导阻滞的房性自律性增加的心动过速。缓慢心律失常以房室传导阻滞多见,亦具诊断价值。胃肠道表现主要是恶心、呕吐,需与心力衰竭加重、胃肠淤血的症状鉴别。神经系统表现有视力模糊、倦怠、黄视、绿视等。洋地黄单体应用后比较少见。尽管血地高辛浓度>2.0 mg/mL有助于洋地黄中毒的诊断,但必须结合临床表现确定其诊断意义。②洋地黄中毒处理。快速心律失常处理:停用洋地黄,补充钾及应用利多卡因或苯妥英钠。除心室扑动、心室颤动外,一般不主张电复律。如为室性心动过速,上述处理收效不大,且有血压下降者亦可考虑同步直流电复律。缓慢心律失常处理:停药,但不宜补钾,阿托品0.5～1 mg静脉注射或皮下注射。效果不佳者可考虑安装临时起搏器。

维持用药与停药:维持用药多用地高辛0.125～0.25 mg,患者血流动力学稳定一定时间后可以逐步停药,停药后仔细观察患者血流动力学状态,如果血流动力学恶化,则表明目前暂时尚不能停药,仍然继续维持使用量。

(2)非洋地黄类正性肌力药物:主要有肾上腺素能受体兴奋剂、磷酸二酯酶抑制剂和Ca^{2+}增敏剂。肾上腺素能受体兴奋剂通过β受体兴奋,经G蛋白-腺苷酸环化使cAMP生成增多;磷酸二酯酶抑制剂通过抑制cAMP分解而使cAMP增多。cAMP通过下游激酶使细胞内效应分子磷酸化而发挥强心、扩张血管作用。两者均有良好的改善血流动力学功效,使外周阻力下降,心肌收缩力增强,心排血量增加,改善心力衰竭症状。但长期应用后均使心力衰竭死亡率增加,因此仅能短期应用于难治性心力衰竭和心脏直视手术后低心排血量状态。可短期应用3～5天。新近应用于临床的Ca^{2+}增敏剂左西孟旦,具Ca^{2+}浓度依赖性结合TnC和轻度抑制磷酸二酯酶的效应,增强心肌收缩力,并激活血管平滑肌的ATP敏感K^+通道,扩张组织血管,能改善急性血流动力学恶化期心力衰竭症状及血流动力学,目前认为不增加死亡率,但是还需要更可靠的证据证明。其与β受体阻滞剂联合应用,可以提高射血分数,改善症状。

肾上腺素能受体兴奋剂。多巴胺:微小剂量每分钟<2 μg/kg激动多巴胺受体,可降低外周阻力,扩张肾血管、冠脉和脑血管;小剂量每分钟2～5 μg/kg静脉滴注兴奋β受体和多巴胺受体,心肌收缩力增强,肾动脉扩张,能显著改善心力衰竭的血流动力学异常;大剂量每分钟5～10 μg/kg同时兴奋α受体,外周阻

力增加,故一般应用小剂量。多巴酚丁胺对心脏选择作用较强,对血管作用较弱,用法用量与多巴胺相同。

磷酸二酯酶抑制剂:目前临床应用较多的制剂为米力农,静脉负荷量为25～75 $\mu g/kg$,5～10分钟缓慢静脉注射,继以每分钟0.25～1.0 $\mu g/kg$,静脉给予维持。

左西孟旦:在欧美国家应用近10年,已经被指南推荐为慢性心力衰竭急性失代偿和心肌梗死等所致急性心力衰竭的治疗药物。负荷量12 $\mu g/kg$,10分钟内静脉注射,随后每分钟0.1 $\mu g/kg$静脉滴注50分钟,耐受者剂量每分钟增加0.2 $\mu g/kg$,继续静脉滴注23小时,最大不超过0.5 $\mu g/kg$。

第二节 舒张性心力衰竭

心力衰竭是一个包括多种病因和发病机制的临床综合征。其中,舒张性心力衰竭(diastolic heart failure,DHF)是近年来才得到研究和认识的一类心力衰竭。其主要特点是有典型的心力衰竭的临床症状、体征和实验室检查证据(如胸部 X 线检查肺淤血表现),而超声心动图等影像检查显示左心室射血分数(LVEF)正常,并除外了瓣膜病和单纯右心衰竭。研究发现,DHF 患者约占所有心力衰竭患者的 50%。与收缩性心力衰竭(SHF)比较,DHF 有更长的生存期,而且两者的治疗措施不尽相同。

一、舒张性心力衰竭的临床特点

(一)病因特点

DHF 通常发生于年龄较大的患者,女性比男性发病率和患病率更高。最常发生于高血压患者,特别是有严重心肌肥厚的患者。冠心病也是常见病因,特别是由一过性缺血发作造成的可逆性损伤及急性心肌梗死早期,心肌顺应性急剧下降,左心室舒张功能损害。DHF 还见于肥厚型心肌病、糖尿病性心肌病、心内膜弹力纤维增生症、浸润型心肌病(如心肌淀粉样变性)等。DHF 急性发生常由血压短期内急性升高和快速心率的心房颤动发作引起。DHF 与 SHF 可以合并存在,这种情况见于冠心病心力衰竭,既可以因心肌梗死造成的心肌丧失或急性缺血发作导致心肌收缩力急剧下降而致 SHF,也可以由非扩张性的纤维瘢痕替代了正常的可舒张心肌组织,心室的顺应性下降而引起 DHF。长期慢性 DHF 的患者,如同 SHF 患者一样,逐渐出现劳动耐力、生活质量下降。瓣膜性心脏病同样会引起左心室舒张功能异常,特别是在瓣膜病的早期,表现为舒张时间延长,心肌僵硬度增加,甚至换瓣术后的部分患者,舒张功能不全也会持续数年之久,即使此刻患者的收缩功能正常。通常所说的 DHF 是不包括瓣膜性心脏病等的单纯 DHF。

(二)病理生理特点

心脏的舒张功能取决于心室肌的主动松弛和被动舒张的特性。被动舒张特性的异常通常是由心脏的质量增加和心肌内的胶原网络变化共同导致的,心肌主动松弛性的异常与各种原因造成的细胞内钙离子调节异常有关。其结果是心肌的顺应性下降,左心室充盈时间变化,左心室舒张末压增加,表现为左心室舒张末压力与容量的关系曲线变得更加陡直。在这种情况下,中心血容量、静脉张力或心房僵硬度的轻度增加,或它们共同增加即可导致左心房或肺静脉压力骤然增加,甚至引起急性肺水肿。

心率对舒张功能有明显影响,心率增快时心肌耗氧量增加,同时使冠状动脉灌注时间缩短,即使在没有冠心病的情况下,也可引起缺血性舒张功能不全。心率过快时舒张期缩短,使心肌松弛不完全,心室充盈压升高,产生舒张功能不全。

舒张功能不全时的血流动力学改变和代偿机制:舒张功能不全时舒张中晚期左心室内压力升高,左心室充盈受限,虽然射血分数正常,但每搏输出量降低,心排血量减少。左心房代偿性收缩增强,以增加左心室充盈。长期代偿结果是左心房内压力增加,左心房逐渐扩大,到一定程度时发生心房颤动。在前、后负荷突然增加,急性应激,快速房颤等使左心室充盈压突然升高时,发生急性失代偿心力衰竭,出现急性肺淤血、水肿,表现出急性心力衰竭的症状和体征。

舒张功能不全的患者,不论有无严重的心力衰竭临床表现,其劳动耐力均是下降的,主要有两个原因:一是左心室舒张压和肺静脉压升高,导致肺的顺应性下降,这可引起呼吸做功增加或呼吸困难的症状;二是运动时心排血量不能充分代偿性增加,结果导致下肢和辅助呼吸肌的显著乏力。这一机制解释了较低的运动耐力和肺毛细血管楔压(PCWP)变化之间的关系。

(三)临床表现

舒张性心力衰竭的临床表现与收缩性心力衰竭近似,主要为肺循环淤血和体循环淤血的症状和体征,如劳动耐力下降,劳力性呼吸困难,夜间阵发性呼吸困难,颈静脉曲张,淤血性肝大和下肢水肿等。X线胸片可显示肺淤血,甚至肺水肿的改变。超声心动图显示 LVEF 大于 50% 和左心室舒张功能减低的证据。

(四)诊断

对于有典型的心力衰竭的临床表现,而超声心动图显示左心室射血分数正常(LVEF>50%)或近乎正常(LVEF 40%~50%)的患者,在除外了瓣膜性心脏病、各种先天性心脏病、各种原因的肺心病、高动力状态的心力衰竭(严重贫血、甲状腺功能亢进、动静脉瘘等)、心脏肿瘤、心包缩窄或压塞等疾病后,可初步诊断为舒张性心力衰竭,并在进一步检查获得左心室舒张功能不全的证据后,确定舒张性心力衰竭的诊断。

超声心动图在心力衰竭的诊断中起着重要的作用,因为物理检查、心电图、X线胸片等都不能够提供用于鉴别收缩或舒张功能不全的证据。超声心动图所测的左心室射血分数正常(LVEF>50%)或近乎正常(LVEF 40%~50%)是诊断 DHF 的必需条件。超声心动图能够简便、快速地用于鉴别诊断,如明确是否有急性二尖瓣、主动脉瓣反流或缩窄性心包炎等。

多普勒超声能够测量心内的血流速度,这有助于评价心脏的舒张功能。在正常窦性心律条件下,穿过二尖瓣的血流频谱从左心房到左心室有两个波形,E波:反映左心室舒张早期充盈;A波:反映舒张晚期心房的收缩。因为跨二尖瓣的血流速度有赖于二尖瓣的跨瓣压差,E波的速率受到左心室早期舒张和左心房压力的影响。而且,研究发现,仅在轻度舒张功能不全时可以看出 E/A<1,一旦患者的舒张功能达到中度或严重损害,则由于左心房压的显著升高,其超声的表现仍为 E/A>1,近似于正常的图像。由此也可以看出,二尖瓣标准的血流模式对容量状态(特别是左心房压)极度敏感,但是这一速率的变化图像还是能够部分反映左心室的舒张功能(特别是在轻度左心室舒张功能减低时)。其他评价舒张功能的无创检测方法有:多普勒超声评价由肺静脉到左心房的血流状态,组织多普勒显像能够直接测定心肌长度的变化速率。而对于缺血性心脏病患者,心导管技术则可以反映左心室充盈压的增高,在实际应用中,更适合于由心绞痛发作诱发的心力衰竭患者的评价。

DHF 的诊断标准目前还不完全统一。美国心脏病学会和美国心脏病协会(ACC/AHA)建议的诊断标准是有典型的心力衰竭症状和体征,同时超声心动图显示患者没有心脏瓣膜异常,左心室射血分数正常。欧洲心脏病学会建议 DHF 的诊断应当符合下面 3 个条件:①有心力衰竭的证据;②左心室收缩功能正常或轻度异常;③左心室松弛、充盈、舒张性或舒张僵硬度异常的证据。欧洲心力衰竭工作组和ACC/AHA使用的术语"舒张性心力衰竭"有别于广义的"有正常射血分数的心力衰竭",后者包括了急性二尖瓣反流和其他原因的循环充血状态。

在实际工作中,临床医师诊断DHF时常常面临挑战。主要是要取得心力衰竭的临床证据,其中,胸片在肺水肿的诊断中有很高的价值。血浆 BNP 和 NT-proBNP的检测也有重要诊断价值,心源性呼吸困难患者的血浆 BNP 水平升高,尽管有资料显示,DHF 患者的 BNP 水平增加不如 SHF 患者的增加显著。

二、舒张性心力衰竭的治疗

DHF 的治疗目的同其他各种心力衰竭,即缓解心力衰竭的症状,减少住院次数,增加运动耐量,改善生活质量和预后。治疗措施也同其他心力衰竭,包括三个方面的内容:①对症治疗,缓解肺循环和体循环淤血的症状和体征。②针对病因和诱因的治疗,即积极治疗导致 DHF 的危险因素或原发病,如高血压、左心室肥厚、冠心病、心肌缺血、糖尿病等,及心动过速等,对阻止或延缓 DHF 的进展至关重要。③针对病理生理机制的治疗。在具体的治疗方法上 DHF 有其自己的特点。

(一)急性期治疗的特点

在急性肺水肿时,可以给予氧疗(鼻导管或面罩吸氧)、吗啡、静脉用利尿药和硝酸甘油。需要注意的是,对于 DHF 患者过度利尿可能会导致严重的低血压,因为 DHF 时左心室舒张压与容量的关系呈一个陡直的曲线。如果有严重的高血压,则有必要使用硝普钠等血管活性药物。如果有缺血发作,则使用硝酸甘油和相关的药物治疗。心动过速能够导致心肌耗氧量增加和降低冠状动脉的灌注时间,容易导致心肌缺血,即使在非冠心病患者;还可因缩短了舒张时间而使左心室的充盈受损,所以,在舒张功能不全的患者,快心室率的心房颤动常常会导致肺水肿和低血压,在一些病例中需要进行紧急心脏电复律。预防心动过速的发生或降低患者的心率,可以积极应用 β 受体阻滞剂(如比索洛尔、美托洛尔和卡维地洛)或非二氢吡啶类钙通道阻滞药(如地尔硫䓬),剂量依据患者的心率和血压调整,这点与 SHF 时不同,因为 SHF 时 β 受体阻滞剂要谨慎应用、逐渐加量,并禁用非二氢吡啶类钙通道阻滞药。对大多数 DHF 患者,无论在急性期与慢性期都不能从正性肌力药物治疗中获益。重组人脑钠尿肽(rh-BNP)是近年来用于治疗急性心力衰竭疗效显著的药物,它具有排钠利尿和扩展血管的作用,对那些急性发作或加重的 SHF 的临床应用收到了肯定的疗效。但对 DHF

的临床研究尚不多。从药理作用上看,它有促进心肌早期舒张的作用,加上排钠利尿、减轻肺淤血的作用,对 DHF 的急性发作可收到显著效果。

(二)长期药物治疗的特点

1.血管紧张素转化酶抑制剂(ACEI)和血管紧张素Ⅱ受体阻断药(ARB)

不但可降低血压,而且对心肌局部的肾素-血管紧张素-醛固酮系统(RAAS)也有直接的作用,可减轻左心室肥厚,改善心肌松弛性。非常适合用于治疗高血压合并的 DHF,在血压降低程度相同时,ACEI 和 ARB 减轻心肌肥厚的程度优于其他抗高血压药物。

2.β 受体阻滞剂

具有降低心率和负性肌力作用。对左心室舒张功能障碍有益的机制可能是:①降低心率可使舒张期延长,改善左心室充盈,增加舒张期末容积;②负性肌力作用可降低耗氧量,改善心肌缺血及心肌活动的异常非均一性;③抑制交感神经的血管收缩作用,降低心脏后负荷,也可改善冠状动脉的灌注;④能阻止通过儿茶酚胺引起的心肌损害和灶性坏死。已有研究证明,此类药物可使左心室容积-压力曲线下移,具有改善左心室舒张功能的作用。

目前认为,β 受体阻滞剂对改善舒张功能最主要的作用来自减慢心率和延长舒张期。在具体应用时可以根据患者的具体情况选择较大的初始剂量和较快地增加剂量。这与 SHF 有明显的不同。在 SHF 患者,β 受体阻滞剂的机制是长期应用后上调 β 受体,改善心肌重塑,应从小剂量开始,剂量调整常需要 2～4 周。应用 β 受体阻滞剂时一般将基础心率维持在 60～70 次/分。

3.钙通道阻滞药

可减低细胞质内钙浓度,改善心肌的舒张和舒张期充盈,并能减轻后负荷和心肌肥厚,在扩张血管降低血压的同时可改善心肌缺血,维拉帕米和地尔硫䓬等还可通过减慢心率而改善心肌的舒张功能。因此在 DHF 的治疗中,钙通道阻滞药发挥着重要的作用。这与 SHF 不同,由于钙通道阻滞药有一定程度的负性肌力作用而不宜应用于 SHF 的治疗。

4.利尿药

通过利尿能减轻水钠潴留,减少循环血量,降低肺及体循环静脉压力,改善心力衰竭症状。当舒张性心力衰竭为代偿期时,左心房及肺静脉压增高虽为舒张功能障碍的结果,但同时也是其重要的代偿机制,可以缓解因心室舒张期充盈不足所致的舒张期末容积不足和心排血量的减少,从而保证全身各组织的基本血液供应。如此时过量使用利尿药,可能加重已存在的舒张功能不全,使其由代偿转为失代偿。当DHF患者出现明显充血性心力衰竭的临床表现并发生肺水肿时,利尿药则可通过减少部分血容量使症状得以缓解。

5.血管扩张药

由于静脉血管扩张药能扩张静脉,使回心血量及左心室舒张期末容积减小,故对代偿期DHF可能进一步降低心排血量;而对容量负荷显著增加的失代偿期患者,可减轻肺循环、体循环压力,缓解充血症状。动脉血管扩张药能有效地降低心脏后负荷,对周围血管阻力增加的患者(如高血压心脏病)可能有效改善心室舒张功能,但对左心室流出道梗阻的肥厚型心肌病患者可能加重梗阻,使心排血量进一步减少。因此,扩张剂的应用应结合实际病情并慎重应用。

6.正性肌力药物

由于单纯DHF患者的左心室射血分数通常正常,因而正性肌力药物没有应用的指征,而且有使舒张性心功能不全恶化的危险,尤其是在老年急性失代偿DHF患者中。例如,洋地黄类药物通过抑制Na^+-K^+-ATP酶,并通过Na^+-Ca^{2+}交换的机制增加细胞内钙离子浓度,在心脏收缩期增加能量需求,而在心脏舒张期增加钙负荷,可能会促进舒张功能不全的恶化。DIG研究的数据也显示,在使用地高辛过程中,与心肌缺血及室性心律失常相关的终点事件增加。对于那些伴有快室率房颤的DHF患者,应用洋地黄是有指征也有益处的。因为可以通过控制心室率改善肺充血及心排血量。

7.抗心律失常药物

心律失常,特别是快速性心律失常对DHF患者的血流动力学常产生很大影响,故预防心律失常的发生对DHF患者有重要意义:①快速心律失常增加心肌氧耗,减少冠状动脉供血时间,从而可诱发心肌缺血,加重DHF,在左心室肥厚者尤为重要;②舒张期缩短使心肌舒张不完全,导致舒张期心室内容量相对增加;③DHF患者,左心室舒张速度和心率呈相对平坦甚至负性关系,当心率增加时,舒张速度不增加甚至减慢,从而引起舒张末期压力增加。因此当DHF患者伴有心律失常时,应根据其不同的病因和病情特点来选用抗心律失常药物。

8.其他药物

抑制心肌收缩的药物如丙吡胺,具有较强的负性肌力作用,可用于左心室流出道梗阻的肥厚型心肌病。此药缩短射血时间,增加心排血量,降低左心室舒张期末压。多数患者长期服用此药有效。丙吡胺的另一个作用是抗心律失常,而严重肥厚型心肌病患者,尤其是静息时有流出道梗阻者,常有心律失常,此时用丙吡胺可达到一举两得的效果。

目前,我们尚无充分的随机临床试验来评价不同药物对 CHF 或其他心血管事件的疗效,也没有充分的证据说明某一单药或某一组药物比其他的优越。已经建议,将那些有生物学效应的药物用于 DHF 的治疗,治疗心动过速和心肌缺血,如 β 受体阻滞剂或非二氢吡啶类钙通道阻滞药;逆转左心室重塑,如利尿药和血管紧张素转化酶抑制剂;减轻心肌纤维化,如螺内酯;阻断肾素-血管紧张素-醛固酮系统的药物能够产生这样一些生物学效应,还需要更多的资料来说明这些生物学效应能够降低心力衰竭的危险。

总之,在现阶段,对于 DHF 的发病机制、病理生理、诊断和治疗还需要有更多的临床试验和实验证据来不断完善。

第三节　急性左心衰竭

急性心力衰竭是指由于急性(短期内)心脏病变引起心脏前向排血量显著、急骤下降导致组织器官灌注不足和后向急性淤血的临床综合征。根据解剖部位分两大类型,即急性左心衰竭和急性右心衰竭,而急性全心心力衰竭者则十分罕见。急性心力衰竭可以突然起病或在原有慢性心力衰竭基础上急性加重;大多数表现为收缩性心力衰竭,也可以表现为舒张性心力衰竭;发病前患者多数合并有器质性心血管疾病。急性右心衰竭的主要病因是大面积肺栓塞和急性右心室心肌梗死。急性左心衰竭较常见,是本节的主要内容。

一、病因

心脏解剖和功能突发异常均可作为急性左心衰竭的病因。

(一)心肌急剧损伤、坏死

急性广泛前壁心肌梗死、重症病毒性心肌炎、药物和毒物所致的心肌损伤与坏死等。

(二)快速而严重负荷增加

血压急剧增高、过快过多输液、瓣膜穿孔、腱索断裂、严重瓣膜脱垂、乳头肌断裂、室间隔穿孔等。

(三)突然发生严重诱因

严重感染、大量负性肌力药物、快速或严重缓慢型心律失常等。

二、病理生理

主要病理生理改变是心排血量急剧减少和左心室舒张末期压力迅速增加。前者反射性引起交感神经兴奋,后者则通过肺静脉传递引起肺毛细血管压增高,血管内液体渗入到肺间质及肺泡形成急性肺水肿。

三、临床表现

突发急性重度呼吸困难,严重时张口呼吸,呼吸频率常达 30~40 次/分,被迫端坐、面色灰白、发绀;大汗、烦躁不安并有恐惧感,同时频繁咳嗽,咳粉红色泡沫状痰。极重者因脑缺氧而神志模糊。肺水肿早期可因交感神经兴奋而血压一度升高,但随病情的进展,血管反应和心排血量下降,血压下降,终致心源性休克。心源性休克时可有组织低灌注的表现。听诊双肺满布粗、中、细湿性啰音和哮鸣音,有时不用听诊器亦可听见。心尖部第一心音减弱,心率加快,可闻及室性奔马律,有时肺动脉瓣第二心音可增强。

四、诊断与鉴别诊断

根据病史、典型症状与体征,一般诊断并不困难。BNP 或 N-末端 B 型利钠肽原有助于既往心脏病史不明而突发呼吸困难的鉴别诊断,当心脏体征被肺部体征掩盖时,应与支气管哮喘鉴别;当出现休克时应与其他原因的休克鉴别。

五、治疗

急性左心衰竭严重威胁患者生命,一旦确诊应立即予以治疗。缓解缺氧、高度呼吸困难和纠正心力衰竭是急性左心衰竭治疗的关键。

(一)患者取坐位或半卧位

下垂双腿以减少静脉回流,减轻心脏负荷。

(二)高流量给氧

立即鼻管给氧,每分钟 6~8 L,需要时给予面罩加压给氧,使患者 SaO_2 ≥95%(伴慢性阻塞性肺疾病者 SaO_2>90%)。严重者可采用无创性或气管插管呼吸机正压给氧,使肺泡内压在吸气时增加,气体交换加强,亦可以对抗组织液向肺泡内渗透。应用乙醇吸氧(50%~70%乙醇湿化瓶)或有机硅消泡剂,使肺泡表面张力降低,有利于肺泡通气的改善。

(三)吗啡

2.5~5.0 mg 静脉缓慢注射,亦可皮下或肌内注射,具有镇静、减少肺牵张反射和舒张小血管功能,可减少躁动对心脏造成的额外负荷和静脉回流,同时缓解呼吸困难。必要时 15 分钟后可重复 1 次,共 2～3 次。老年患者静脉注射每次不宜超过 3 mg。严密观察疗效和呼吸抑制不良反应,低血压、休克、慢性肺部疾病、神志障碍、晚期危重患者伴有呼吸抑制者禁用吗啡。

(四)快速利尿

首选呋塞米,先静脉注射 20～40 mg,继以静脉滴注每小时 5～40 mg,其总剂量在起初 6 小时不超过 80 mg,起初 24 小时不超过 200 mg。具利尿、扩张血管作用,肺水肿缓解常在利尿作用之前发生。亦可应用托拉塞米 10～20 mg 或依他尼酸 25～50 mg 静脉注射。

(五)血管扩张剂

减轻心脏负荷,以静脉注射为主。

1.硝普钠

扩张动、静脉,同时减轻心脏前、后负荷。静脉注射 2～5 分钟起效,一般起始剂量为每分钟 0.3 μg/kg,根据血压每 5 分钟调整用量,使收缩压维持在 13.3 kPa(100 mmHg)左右,原有高血压患者收缩压降低幅度不得超过 10.7 kPa(80 mmHg),否则会引起心、脑、肾等重要器官灌流不足。维持量多为每分钟 50～100 μg,但应根据个体情况而定。如肺水肿并低血压或休克时,可用硝普钠和多巴胺联合静脉滴注,两者联合用药可降低前、后负荷,又可避免血压过度下降。

2.硝酸甘油

扩张小静脉,降低回心血量。起始剂量每分钟 10 μg,根据血压每 10 分钟调整 1 次,每次每分钟增加 5～10 μg,以血压达上述水平为度。维持量多为每分钟 50～100 μg,但该药个体差异大,故应根据具体情况而定。

3.重组人脑钠肽

先给予负荷剂量 1.5 μg/kg,静脉缓慢推注,继以每分钟 0.007 5～0.015 0 μg/kg 静脉滴注;也可以不用负荷剂量而直接静脉滴注。疗程一般为 3 天,不超过 7 天。

4.正性肌力药物

适用于低心排血量的急性心力衰竭患者,可缓解组织低灌注所致的症状,保证重要脏器的血液供应。

(1)毛花苷 C:对于快速心房颤动且有心室扩大者最为合适,对于急性心肌梗死,24 小时内不宜应用洋地黄类药物,但如果急性心肌梗死前已有心室扩大者合并快速心房颤动亦可慎重使用。单纯二尖瓣狭窄且为窦性心律者不宜应用洋地黄,但合并快速心房颤动时亦可应用。首剂给予 0.2～0.4 mg,2 小时后可再给予 0.2～0.4 mg。

(2)多巴胺和多巴酚丁胺:见慢性收缩性心力衰竭治疗相关部分。

(3)磷酸二酯酶抑制剂:见慢性收缩性心力衰竭治疗相关部分。

(4)左西孟坦:见慢性收缩性心力衰竭治疗相关部分。

5.氨茶碱

氨茶碱可解除支气管痉挛,有一定正性肌力及利尿作用。0.25 g 加 5% 葡萄糖 20 mL,缓慢静脉推注。

6.其他

四肢近端轮流结扎法可减少静脉回心血量,结扎时不宜过紧,应触到远端动脉搏动,松开时间不超过 20 分钟,以保证四肢血供及静脉回流。应用皮质激素可降低外周血管阻力和解除支气管痉挛。主动脉内气囊反搏术对药物治疗无效或伴有低血压及休克者可取得较好的疗效。机械辅助通气治疗能有效缓解肺淤血所致的低氧血症。

急性左心衰竭缓解后,应针对诱因和基本病因治疗。

第四节　急性右心衰竭

急性右心衰竭是由于某些原因使患者的心脏在短时间内发生急性功能障碍,同时其代偿功能不能满足实际需要而导致的以急性右心排血量减低和体循环淤血为主要表现的临床综合征。该病很少单独出现,多见于急性大面积肺栓塞、急性右心室心肌梗死等,或继发于急性左心衰竭及慢性右心功能不全者由于各种诱因病情加重所致。因临床较为多见,若处理不及时也可威胁生命,故需引起临床医师特别是心血管病专科医师的足够重视。

一、病因

(一)急性肺栓塞

在急性右心衰竭的病因中,急性肺栓塞占有十分重要的地位。患者由于下肢静脉曲张、长时间卧床、机体高凝状态及手术、创伤、肿瘤甚至矛盾性栓塞等原因,使右心或周围静脉系统内栓子(矛盾性栓塞除外)脱落,回心后突然阻塞主肺动脉或左右肺动脉主干,造成肺循环阻力急剧升高,心排血量显著降低,引起右心室迅速扩张,一般认为栓塞造成肺血流减少>50%时临床上即可发生急性右心衰竭。

(二)急性右心室心肌梗死

在急性心肌梗死累及右心室时,可造成右心排血量下降,右心室充盈压升高,容量负荷增大。上述变化发生迅速,右心室尚无代偿能力,易出现急性右心衰竭。

(三)特发性肺动脉高压

特发性肺动脉高压的基本病变是致丛性肺动脉病,即由动脉中层肥厚、细胞性内膜增生、向心性板层性内膜纤维化、扩张性病变、类纤维素坏死和丛样病变形成等构成的疾病,迄今其病因不明。该病存在广泛的肺肌型动脉和细动脉管腔狭窄和阻塞,导致肺循环阻力明显增加,可超过正常的12~18倍,由于右心室后负荷增加,右心室肥厚和扩张,当心室代偿功能低下时,右心室舒张末期压和右心房压明显升高,心排血量逐渐下降,病情加重时即可出现急性右心衰竭。

(四)慢性肺源性心脏病急性加重

慢性阻塞性肺疾病(COPD)由于低氧性肺血管收缩、继发性红细胞增多、肺血管慢性炎症重构及血管床的破坏等原因可造成肺动脉高压,加重右心室后负荷,造成右心室肥大及扩张,形成肺源性心脏病。当存在感染、右心室容量负荷过重等诱因时,即可出现急性右心衰竭。

(五)瓣膜性心脏病

肺动脉瓣狭窄等造成右心室流出道受阻的疾病可增加右心室收缩阻力;三尖瓣大量反流增加右心室前负荷并造成体循环淤血;二尖瓣或主动脉病变使肺静脉压增高,间接增加肺血管阻力,加重右心后负荷。上述原因均可导致右心功能不全,严重时出现急性右心衰竭。

（六）继发于左心系统疾病

如冠心病急性心肌梗死、扩张型心肌病、急性心肌炎等这些疾病由于左心室收缩功能障碍，造成不同程度的肺淤血，使肺静脉压升高，晚期可引起不同程度的肺动脉高压，形成急性右心衰竭。

（七）心脏移植术后急性右心衰竭

急性右心衰竭是当前困扰心脏移植手术的一大难题。据报道，移植术前肺动脉高压是移植的高危因素，因此术前需常规经 Swan-Ganz 导管测定血流动力学参数。肺血管阻力大于 4 wu（$32×10^3$ Pa·s/L），肺血管阻力指数大于 6 wu/m²（[$48×10^3$ Pa·s/(L·m²)]，肺动脉峰压值大于 8.0 kPa（60 mmHg）或跨肺压力差大于 2.0 kPa（15 mmHg）均是肯定的高危人群，而有不可逆肺血管阻力升高者其术后病死率较可逆者高 4 倍。术前正常的肺血管阻力并不绝对预示术后不发生右心衰竭。因为离体心脏的损伤，体外循环对心肌、肺血管的影响等，也可引起植入心脏不适应绝对或相对的肺动脉高压、肺血管高阻力而发生右心衰竭。右心衰竭所致心腔扩大、心肌缺血、肺循环血量减少及向左偏移的室间隔等又能干扰左心回血，从而诱发全心衰竭。

二、病理生理

正常肺循环包括右心室、肺动脉、毛细血管及肺静脉，其主要功能是进行气体交换，血流动力学有以下 4 个特点：第一，压力低，肺动脉压力为正常主动脉压力的 1/7～1/10；第二，阻力小，正常人肺血管阻力为体循环阻力的 1/5～1/10；第三，流速快，肺脏接受心脏搏出的全部血液，但其流程远较体循环为短，故流速快；第四，容量大，肺血管床面积大，可容纳 900 mL 血液，约占全血量的 9%。由于肺血管有适应其生理需要的不同于体循环的自身特点，所以其血管的组织结构功能也与体循环血管不同。此外，右心室室壁较薄，心腔较小，心室顺应性良好，其解剖结构特点有利于右心室射血，适应高容量及低压力的肺循环系统，却不耐受高压力。同时右心室与左心室拥有共同的室间隔和心包，其过度扩张会改变室间隔的位置及心腔构形，影响左心室的容积和压力，从而使左心室回心血量及射血能力发生变化，因此左、右心室在功能上是相互依赖的。

当各种原因造成体循环重度淤血，右心室前/后负荷迅速增加，或原有的异常负荷在某种诱因下突然加重，及右心室急性缺血功能障碍时，均可出现急性右心衰竭。临床常见如前负荷增加的急性水钠潴留、三尖瓣大量反流，后负荷增加的急性肺栓塞、慢性肺动脉高压急性加重，急性左心衰竭致肺循环阻力明显升高,及右心功能受损的急性右心室心肌梗死等。急性右心衰竭发生时肺毛细血管楔压和左心房压可正常或升高,多数出现右心室肥厚和扩张,当超出心室代偿功能时(右心室心肌梗死则为右心室本身功能下降),右心室舒张末期压和右心房压明显升高,表现为体循环淤血的体征,扩大的右心室还可压迫左心室造成心排血量逐渐下降,重症患者常低于正常的50%以下,同时体循环血压下降,收缩压常降至12.0~13.3 kPa(90~100 mmHg)或更低,脉压变窄,组织灌注不良,甚至会出现周围性发绀。对于心脏移植的患者,术前均存在严重的心力衰竭,肺动脉压力可有一定程度的升高,受体心脏(尤其是右心室)已对其产生了部分代偿能力,而供体是一个完全正常的心脏,当开始工作时右心室对增加的后负荷无任何适应性,加之离体心脏的损伤,体外循环对心肌、肺血管的影响等,也可引起植入心脏不适应绝对或相对的肺动脉高压、肺血管高阻力而发生右心衰竭。

三、临床表现

(一)症状

1.胸闷气短,活动耐量下降

可由于肺通气/血流比例失调,低氧血症造成,多见于急性肺栓塞、肺心病等。

2.上腹部胀痛

上腹部胀痛是右心衰竭较早的症状。常伴有食欲缺乏、恶心、呕吐,此多由于肝、脾及胃肠道淤血所引起,腹痛严重时可被误诊为急腹症。

3.周围性水肿

右心衰竭早期,由于体内先有钠、水潴留,故在水肿出现前先有体重的增加,随后可出现双下肢、会阴及腰骶部等下垂部位的凹陷性水肿,重症者可波及全身。

4.胸腔积液

急性右心衰竭时,由于静脉压的急剧升高,常出现胸腔积液及腹水,一般为漏出液。胸腔积液可同时见于左、右两侧胸腔,但以右侧较多,其原因不甚明了。由于壁层胸膜静脉回流至腔静脉,脏层胸膜静脉回流至肺静脉,因而胸腔积液多见于全心衰竭者。腹水大多发生于晚期,由于心源性肝硬化所致。

5.发绀

右心衰竭者可有不同程度的发绀,最早见于指端、口唇和耳郭,较左心衰竭者为明显。其原因除血液中血红蛋白在肺部氧合不全外,常因血流缓慢,组织从毛细血管中摄取较多的氧而使血液中还原血红蛋白增加有关(周围型发绀)。严重贫血者发绀可不明显。

6.神经系统症状

可有神经过敏、失眠、嗜睡等症状,重者可发生精神错乱。此可能由于脑淤血、缺氧或电解质紊乱等原因引起。

7.不同原发病各自的症状

如急性肺栓塞可有呼吸困难、胸痛、咯血、血压下降;右心室心肌梗死可有胸痛;慢性肺心病可有咳嗽、咳痰、发热;瓣膜病可有活动耐力下降等。

(二)体征

1.皮肤及巩膜黄染

长期慢性肝淤血缺氧,可引起肝细胞变性、坏死,最终发展为心源性肝硬化,肝功能呈现不正常,胆红素异常升高并出现黄疸。

2.颈静脉曲张

是右心衰竭的一个较明显征象。其出现常较皮下水肿或肝大为早,同时可见舌下、手臂等浅表静脉异常充盈,压迫充血肿大的肝脏时,颈静脉曲张更加明显,此称肝-颈静脉回流征阳性。

3.心脏体征

主要为原有心脏病表现,由于右心衰竭常继发于左心衰竭,因而左、右心均可扩大。右心室扩大引起三尖瓣关闭不全时,在三尖瓣听诊可听到吹风性收缩期杂音,剑突下可有收缩期抬举性搏动。在肺动脉压升高时可出现肺动脉瓣区第二心音增强及分裂,有响亮收缩期喷射性杂音伴震颤,可有舒张期杂音,心前区可有奔马律,可有阵发性心动过速、心房扑动或颤动等心律失常。由左心衰竭引起的肺淤血症状和肺动脉瓣区第二心音亢进,可因右心衰竭的出现而减轻。

4.胸腹水

可有单侧或双侧下肺呼吸音减低,叩诊呈浊音;腹水征可为阳性。

5.肝脾大

肝脏肿大、质硬并有压痛。若有三尖瓣关闭不全并存,触诊肝脏可感到有扩张性搏动。

6.外周水肿

由于体内水钠潴留,可于下垂部位如双下肢、会阴及腰骶部等出现凹陷性水肿。

7.发绀

慢性右心功能不全急性加重时常因基础病的不同存在发绀,甚至可有杵状指。

四、实验室检查

(一)血常规

缺乏特异性。长期缺氧者可有红细胞、血红蛋白的升高,白细胞计数可正常或增高。

(二)血生化

血清丙氨酸氨基转移酶及胆红素常升高,乳酸脱氢酶、肌酸激酶亦可增高,常伴有低蛋白血症、电解质紊乱等。

(三)凝血指标

血液多处于高凝状态,国际标准化比值(INR)可正常或缩短,急性肺栓塞时 D-二聚体明显升高。

(四)血气分析

动脉血氧分压、氧饱和度多降低,二氧化碳分压在急性肺栓塞时降低,在肺心病、先天性心脏病时可升高。

五、辅助检查

(一)心电图检查

多显示右心房、室的增大或肥厚。此外还可见肺型 P 波、电轴右偏、右束支传导阻滞和Ⅱ、Ⅲ、aVF 及右胸前导联 ST-T 改变。急性肺栓塞时心电图变化由急性右心室扩张所致,常示电轴显著右偏,极度顺钟向转位。Ⅰ导联 S 波深、ST 段呈 J 点压低,Ⅲ导联 Q 波显著和 T 波倒置,呈 $S_I Q_{III} T_{III}$ 波形。aVF 和Ⅲ导联相似,aVR 导联 R 波常增高,右胸导联 R 波增高、T 波倒置。可出现房性或室性心律失常。急性右心室心肌梗死时右胸导联可有 ST 段抬高。

(二)胸部 X 线检查

急性右心衰竭 X 线表现的特异性不强,可具有各自基础病的特征。肺动脉高压时可有肺动脉段突出(>3 mm),右下肺动脉横径增宽(>15 mm),肺门动脉扩张与外围纹理纤细形成鲜明的对比或呈“残根状”;右心房、室扩大,心胸比率增加,右心回流障碍致奇静脉和上腔静脉扩张。肺栓塞在起病 12～36 小时后肺部可出现肺下叶卵圆形或三角形浸润阴影,底部常与胸膜相连;也可有肋膈角模糊或胸腔积液阴影;膈肌提升及呼吸幅度减弱。

(三)超声心动图检查

急性右心衰竭时,UCG 检查可发现右心室收缩期和舒张期超负荷,表现为右心室壁增厚及运动异常,右心排血量减少,右心室增大(右心室舒张末面积/左心室舒张末面积比值>0.6),室间隔运动障碍,三尖瓣反流和肺动脉高压。常见的肺动脉高压征象有:右心室肥厚和扩大,中心肺动脉扩张,肺动脉壁顺应性随压力的增加而下降,三尖瓣和肺动脉瓣反流。右心室心肌梗死除右心室腔增大外,常出现左心室后壁或下壁运动异常。心脏瓣膜病或扩张型心肌病引起慢性左心室扩张时,不能通过测定心室舒张面积比率评价右心室扩张程度。某些基础心脏病,如先心病、瓣膜病等心脏结构的异常,也可经超声心动图明确诊断。

(四)其他检查

肺部放射性核素通气/灌注扫描显示不匹配及肺血管增强 CT 对肺栓塞的诊断有指导意义。CT 检查亦可帮助鉴别心肌炎、心肌病、COPD 等疾病,是临床常用的检查方法。做选择性肺动脉造影可准确地了解栓塞所在部位和范围,但此检查属有创伤性,存在一定的危险,只宜在有条件的医院及考虑手术治疗的患者中做术前检查。

六、鉴别诊断

急性右心衰竭是一组较为常见的临床综合征,包括腹胀、肝脾大、胸腹水、下肢水肿等。由于病因的不同,其主要表现存在一定的差异。除急性右心衰竭表现外,如突然发病、呼吸困难、窒息、心悸、发绀、剧烈胸痛、晕厥和休克,尤其是发生于长期卧床或手术后的患者,应考虑大块肺动脉栓塞引起急性肺源性心脏病的可能;如胸骨后呈压榨性或窒息性疼痛并放射至左肩、臂,一般无咯血,心电图有右心导联 ST-T 特征性改变,伴心肌酶学或特异性标志物的升高,应考虑急性右心室心肌梗死;如既往有慢性支气管炎、肺气肿病史,此次为各种诱因病情加重,应考虑慢性肺心病急性发作;如结合体格检查及超声心动图资料,发现有先天性心脏病或瓣膜病证据,应考虑为原有基础心脏病所致。限制型心肌病或缩窄性心包炎等疾病由于心室舒张功能下降或心室充盈受限,使得静脉回流障碍,在肺静脉压升高的同时体循环重度淤血,某些诱因下(如入量过多或出量不足)即出现肝脾大、下肢水肿等症状,也应与急性右心衰竭相鉴别。

七、治疗

(一)一般治疗

应卧床休息及吸氧,并严格限制入液量。若急性心肌梗死或肺栓塞剧烈胸痛时,可给予吗啡 3~5 mg 静脉推注或罂粟碱 30~60 mg 皮下或肌内注射以止痛及解痉。存在低蛋白血症时应静脉输入清蛋白治疗,同时注意纠正电解质及酸碱平衡紊乱。

(二)强心治疗

心力衰竭时应使用直接加强心肌收缩力的洋地黄类药物,如快速作用的去乙酰毛花苷注射液 0.4 mg 加入 5% 的葡萄糖溶液 20 mL 中,缓慢静脉注射,必要时 2~4 小时再给 0.2~0.4 mg;同时可给予地高辛 0.125~0.25 mg,每天 1 次治疗。

(三)抗休克治疗

出现心源性休克症状时可应用直接兴奋心脏 β-肾上腺素受体,增强心肌收缩力和每搏输出量的药物,如多巴胺 20~40 mg 加入 200 mL 5%葡萄糖溶液中静脉滴注,或 2~10 $\mu g/(kg \cdot min)$ 以微量泵静脉维持输入,依血压情况逐渐调整剂量;也可用多巴酚丁胺 2.5~15 $\mu g/(kg \cdot min)$ 微量泵静脉输入或滴注。

(四)利尿治疗

急性期多应用襻利尿药,如呋塞米(速尿)20~80 mg、布美他尼(丁尿胺)1~3 mg、托拉塞米(特苏尼)20~60 mg 等静脉推注以减轻前负荷,并每天口服上述药物辅助利尿。同时可服用有醛固酮拮抗作用的保钾利尿药,如螺内酯(安体舒通)20 mg,每天 3 次,以加强利尿效果,减少电解质紊乱。症状稳定后可应用噻嗪类利尿药,如氢氯噻嗪 50~100 mg 与上述襻利尿药隔日交替口服,减少耐药性。

(五)扩血管治疗

应从小剂量起谨慎应用,以免引起低血压。若合并左心衰竭可应用硝普钠 6.25 $\mu g/min$ 起微量泵静脉维持输入,依病情及血压数值逐渐调整剂量,起到同时扩张小动脉和静脉的作用,有效地减低心室前、后负荷;合并急性心肌梗死可应用硝酸甘油 5~10 $\mu g/min$ 或硝酸异山梨酯 50~100 $\mu g/min$ 静脉滴注或微量泵维持输入,以扩张静脉系统,降低心脏前负荷。口服硝酸酯类或 ACEI 类等药物也可根据病情适当加用,剂量依个体调整。

(六)保肝治疗

对于肝脏淤血肿大,肝功能异常伴黄疸或腹水的患者,可应用还原型谷胱甘肽 600 mg 加入 250 mL 5％葡萄糖溶液中每天 2 次静脉滴注,或多烯磷脂酰胆碱(易善复)465 mg(10 mL)加入 250 mL 5％葡萄糖溶液中每天 1～2 次静脉滴注,可同时静脉注射维生素 C 5～10 g,每天 1 次,并辅以口服葡醛内酯(肝太乐)、肌苷等药物,加强肝脏保护作用,逆传肝细胞损害。

(七)针对原发病的治疗

由于引起急性右心衰竭的原发疾病各不相同,治疗时需有一定的针对性。如急性肺栓塞应考虑 rt-PA 或尿激酶溶栓及抗凝治疗,必要时行急诊介入或外科手术;特发性肺动脉高压应考虑前列环素、内皮素-1 受体拮抗剂、磷酸二酯酶抑制剂、一氧化氮吸入等针对性降低肺动脉压及扩血管治疗;急性右心室心肌梗死应考虑急诊介入或 rt-PA、尿激酶溶栓治疗;慢性肺源性心脏病急性发作应考虑抗感染及改善通气、稀释痰液等治疗;先心病、瓣膜性心脏病应考虑在心力衰竭症状改善后进一步外科手术治疗;心脏移植患者,术前应严格评价血流的动力学参数,判断肺血管阻力及经扩血管治疗的可逆性,并要求术前肺血管处于最大限度的舒张状态,术后长时间应用血管活性药物,如前列环素等。

总之,随着诊断及治疗水平的提高,急性右心衰竭已在临床工作中得到广泛认识,且治疗效果明显改善,对患者整体病情的控制起到了一定的帮助。

冠 心 病

第一节　ST 段抬高型心肌梗死

ST 段抬高型心肌梗死（ST segment elevation myocardial infarction，STEMI）是指在冠状动脉病变的基础上，冠状动脉血流中断，使相应的心肌出现严重而持久的急性缺血，最终导致心肌的缺血性坏死。在临床上常有持久的胸骨后压榨性疼痛、发热、白细胞计数增高、血清心肌损伤标志物升高，以及特征性心电图动态演变，并可出现多种心律失常、心源性休克或心力衰竭。STEMI 是动脉粥样硬化患者的主要死亡原因之一。

一、病因和发病机制

冠状动脉内阻塞性血栓形成的最初事件是动脉粥样硬化斑块的破裂或溃疡形成。斑块破裂导致斑块中的致栓物质暴露于循环中的血小板，如胶原纤维蛋白、血管病性血友病因子、玻璃体结合蛋白、纤维蛋白原、纤维连接蛋白等。血小板黏附在溃疡表面，随之引起血小板激活与聚集，导致血栓形成，纤维蛋白原转变成纤维蛋白，继而激活血小板及引起血管收缩，这其中部分也是由于血小板源性血管收缩物质所致。这种血栓前的外环境促进了一个活动血栓（包括血小板、纤维蛋白、凝血酶及红细胞）的形成和建立，引起梗死相关动脉的阻塞，心肌缺血坏死。

由于心外膜冠状动脉前向血流的中断，相应血管供应的心肌缺血，立即失去了正常的收缩功能，异常的心肌收缩方式包括运动不协调、运动减弱、运动消失和运动障碍，其严重程度主要取决于梗死部位、梗死程度及范围。缺血区心肌功能失调可通过增强功能正常的心肌运动来弥补，这主要通过急性代偿机制（包括交感神经系统活性增强）及 Frank-Starling 机制（即增加心脏前负荷，使回心血量增多,心室舒张末容积增加,从而增加心排血量及提高心脏做功)来实现。急性心肌梗死引起的心力衰竭也称泵衰竭,按 Killip 分级可分为 4 级,见表 3-1。

表 3-1　急性心肌梗死 Killip 分级

Killip 分级	定义
Ⅰ级	尚无明显心力衰竭
Ⅱ级	有左心衰竭,肺部啰音＜50％肺野
Ⅲ级	有急性肺水肿,全肺大、小、干、湿啰音
Ⅳ级	心源性休克

二、临床表现

(一)前驱症状

患者发病前几天或几周内会出现典型前驱症状。其中以新发心绞痛和原有心绞痛加重最为突出。心绞痛发作较前频繁、程度加重、持续时间延长、硝酸甘油效果差等较常见。

(二)症状

1.疼痛

胸痛是 STEMI 患者最早出现、最为突出的症状,但患者疼痛程度不一,通常都较为严重,在某些情况下是患者无法忍受的,疼痛持续时间较长,通常超过30 分钟,甚至可持续达数小时。这种不适可描述为:紧缩感、烧灼感、压迫感或压缩感。常位于胸骨后或心前区,可向左肩、左臂、左手尺侧及后背部放射,引起左手臂、手指及后背部不适感。在部分 STEMI 患者中,疼痛最初发生于上腹部,引起腹部的一系列症状而被误认为消化道疾病。某些患者可出现疼痛向肩背部、上肢颈部、下颚甚至肩胛区放射。STEMI 引起的胸痛通常持续时间长,多在30 分钟以上,甚至可达数小时,休息或含服硝酸甘油后不能缓解,患者常有濒死感。但有 8％～10％的 STEMI 患者为无痛性的,尤其多见于老年患者,一般有较高的心力衰竭发生率。

2.全身症状

常有大汗、发热、心动过速及白细胞计数增高等表现。发热常出现在发病后1～2 天,主要是由于心肌坏死物吸收引起,通常为低热,在 38 ℃左右,很少＞39 ℃,持续约 1 周。

3.消化道症状

50％以上的 STEMI 患者有恶心、呕吐,可能由于迷走神经反射或与左心室内的机械刺激感受器有关。下壁 STEMI 患者比前壁 STEMI 患者这些症状更为多见。

4.心律失常

心律失常见于绝大多数 STEMI 患者,分为快速性心律失常和缓慢性心律失常,多发生于发病后 1～2 天。前壁 STEMI 多数易引起快速性心律失常(如室性期前收缩、室性心动过速、心房扑动、心房纤颤等),以室性期前收缩最为常见,如室性期前收缩连续出现短阵室速,甚至出现 R-on-T 现象,为室颤发生的先兆。部分患者入院前死亡的主要原因为室颤。下壁 STEMI 易引起缓慢性心律失常(如窦性心动过缓、房室传导阻滞、束支传导阻滞、窦性停搏等),主要与右冠闭塞引起窦房结或房室结血供减少有关。

5.急性左心衰竭或心源性休克

在部分患者,尤其是老年人,STEMI 的临床表现通常不是疼痛而是表现为更严重的急性左心衰竭和/或心源性休克,这些症状可能同时伴有出汗、呼吸困难、恶心和呕吐、意识不清等。

(三)体征

心脏听诊常有心动过速、心动过缓、各种心律失常。第一心音、第二心音减弱以及第四心音也较常见,提示心脏收缩力和左心室顺应性降低。在 STEMI 以及二尖瓣功能失调(乳头肌功能不全,二尖瓣关闭不全)引起的二尖瓣反流患者可闻及收缩期杂音。第三心音通常反映为左心室充盈压力增加,左心室功能严重失调。右心室 STEMI 患者常表现出明显的颈静脉曲张和 V 波,以及三尖瓣反流。大面积心肌缺血患者及既往有心肌梗死患者常在心肌梗死早期就存在左心功能不全表现,如呼吸困难、咳嗽、发绀、肺部啰音等。

三、诊断和鉴别诊断

(一)诊断

1.病史及体格检查

(1)病史:STEMI 患者临床表现多变,有些患者症状较轻,未能引起患者重视,而有些患者发病急骤,病情严重,以急性左心衰竭、心源性休克甚至猝死为主要表现。但大多数有诱发因素,最常见有情绪变化(紧张、激动、焦虑等)和过度体力活动,其他的如血压升高、休克、脱水、出血、外科手术、严重心律失常等。这些诱发因素能促发不稳定的粥样斑块发生破裂,形成血栓,从而导致 STEMI 的发生。对于典型的心肌梗死引起的胸痛诊断难度不大,但对于不典型胸痛(如上腹痛、呼吸困难、恶心、呕吐等)、无痛性心肌梗死以及其他不典型症状均应引起高度重视,特别多见于女性、老年患者、糖尿病患者,因为这些症状常不易让医师联想到与心脏疾病有关,从而延误诊治。STEMI 常见非典型表现有:①新发生或恶化的心力衰竭;②典型心绞痛,但性质不严重,无较长持续时间;③疼痛部位不典型的心绞痛;④中枢神经系统症状;⑤过度焦虑,突发狂躁等;⑥晕厥;⑦休克;⑧急性消化道症状。

(2)体格检查:所有 STEMI 患者应密切注意生命体征,并观察患者有无外周循环衰竭的表现,如面色苍白、皮肤湿冷等。血压除早期升高外,绝大多数患者血压下降,有高血压的患者,血压常在未服药的情况下降至正常。前壁 STEMI 多表现为交感神经兴奋引起的心率增快及快速性心律失常,而下壁 STEMI 多表现为副交感神经兴奋引起的心率减慢及缓慢性心律失常。心脏听诊可出现第一心音、第二心音减弱以及第四心音。

2.心电图

(1)心电图的特征:心电图不仅是诊断 STEMI 的重要手段之一,而且还可以起到定位、定时的作用。ST 段弓背向上抬高,尤其是伴随 T 波改变以及相对应导联的 ST 段压低("镜像改变")以及病理性 Q 波,并伴有持续超过 20 分钟的胸痛,强烈支持 STEMI 的诊断。2012 年第 3 版《心肌梗死全球统一定义》推荐 STEMI 的心电图诊断标准为:两个相邻导联新出现 J 点抬高;在 V_2、V_3 导联,男性(>40 岁)≥0.2 mV,男性(<40 岁)≥0.25 mV,女性≥0.15 mV;在其他导联≥0.1 mV。

(2)动态演变:ST 段的动态演变及 T 波改变伴随病理性 Q 波出现对 STEMI 的诊断具有高度特异性。主要分为超急性期、急性期、亚急性期和陈旧期。

(3)定位诊断:根据心电图特征性改变的导联可对急性心肌梗死进行定位诊断。但是许多因素限制了心电图对于 STEMI 的诊断和定位:心肌损伤的范围、梗死的时间、梗死的部位(如12导联心电图对于左心室后外侧区敏感程度较差)、传导异常、既往梗死或急性心包炎、电解质浓度的改变以及心血管活性药物的使用。心电图诊断前壁及下壁 STEMI 意见统一,对侧壁及后壁 STEMI 无统一依据。另外,在部分 STEMI 患者中,由于梗死位置的因素,心电图并不能出现典型的 ST 段改变。因此,即使缺乏 STEMI 的典型心电图改变,也需要立即开始针对心肌缺血进行必要的治疗,并尽可能完善相关检查排除 STEMI,避免恶性心律失常的发生。

所有疑似 STEMI 的患者入院后 10 分钟内必须完成一份 12 导联心电图。如为下壁心肌梗死,需加做后壁及右胸导联。如早期心电图不能确诊,需 5～10 分钟后重复行心电图检查,并注意动态观察。

3.心脏生化标志物

心肌损伤标志物呈动态升高改变是 STEMI 诊断的标准之一。敏感的心脏标志物测定可发现尚无心电图改变的小灶性梗死,对于疑似 STEMI 的患者,建议于入院即刻、2～4 小时、6～9 小时、12～24 小时行心肌损伤标志物测定,以进行诊断并评估预后。

(1)心肌肌钙蛋白(cTn):是诊断心肌坏死特异性和敏感性最高的心肌损伤标志物,主要有 cTnI 和 cTnT,STEMI 患者症状发生后 2～4 小时开始升高,10～24 小时达到峰值,cTnI 持续 5～10 天,cTnT 持续 5～14 天,但 cTnI/cTnT 不能对超过 2 周的心肌梗死患者进行诊断。需要注意的是,cTn 的灵敏度相当高,但在某些情况(如肾衰竭、充血性心力衰竭、心脏创伤、电复律后、射频消融后、病毒感染等)下 cTn 也同样可以升高,出现假阳性情况。因此,不能单凭 cTnI/cTnT 升高而诊断急性心肌梗死,还应结合心电图、患者临床情况等进行全面分析。

(2)肌酸激酶同工酶:对判断心肌坏死的临床特异性较高,STEMI 后 6 小时即升高,24 小时达到高峰,持续 3～4 天。由于首次 STEMI 后 cTn 将持续升高一段时间(7～14 天),肌酸激酶同工酶更适于诊断再发心肌梗死。连续测定肌酸激酶同工酶还可作为判断溶栓治疗效果的指标之一,血管再通时肌酸激酶同工酶峰值前移(14 小时以内)。

(3)其他:天门冬氨酸氨基转移酶、乳酸脱氢酶对诊断 STEMI 特异性差,已不再推荐用于诊断 STEMI。肌红蛋白测定有助于早期诊断,敏感性较高,但特异性差,并且检测的时间窗较短。STEMI 后 1～2 小时即升高,4～8 小时达到高峰,持续 12～24 小时。

4.影像学检查

超声心动图可作为早期诊断急性心肌梗死的辅助检查之一,可发现节段性室壁运动异常和室壁反常运动,收缩时室壁运动变薄是心肌缺血的典型表现。同时,超声心动图能检测 STEMI 患者的心功能情况,对其预后进行评估。在 STEMI 患者出现心源性休克时,超声心动图可用于检测导致低心排血量的机械性因素(如新出现的室间隔穿孔或乳头肌功能失调),并将之与左心室收缩功能障碍相互鉴别。超声心动图可作为 STEMI 患者常用的影像学检查,但注意急性心肌梗死早期患者必须行床旁超声心动图检查。X 线检查能够早期发现心力衰竭和心脏扩大的迹象,以及急性左心衰竭引起肺水肿时的改变,即肺血管周围的渗出液可使纹理模糊、肺门阴影不清楚,相互融合呈不规则片状模糊影,弥漫分布或局限于一侧或一叶,或见于肺门两侧,由内向外逐渐变淡,形成所谓"蝶形肺门",同时小叶间隔中的积液可使间隔增宽,形成小叶间隔线,即 Kerley A 线和 B 线等。放射性核素心肌显像可评判心肌灌注情况,同时可评价患者的心功能情况。STEMI 强调早期再灌注治疗,因此影像学检查在急性 STEMI 的应用受到了很大的限制。必须指出,不应该因等待患者血清心脏生化标志物测定和影像学检查结果而延迟再灌注治疗。

(二)鉴别诊断

STEMI 的持续性胸痛应与以下疾病相鉴别,特别是危重疾病。

1.主动脉夹层

胸痛呈撕裂样、剧烈且很快达到高峰,常放射至肩背部及下肢,心率增快、血压升高,心脏彩超、主动脉增强 CT 有助于鉴别。

2.肺动脉栓塞

常表现为突发呼吸困难、胸痛、咯血、晕厥等,肺动脉瓣第二心音亢进,心肌损伤标志物常不高,血气分析、D-二聚体、肺动脉 CT 有助于鉴别。

3.急性心包炎

胸痛常伴发热,深呼吸时加重,早期可闻及心包摩擦音,心电图有 ST 段弓背向下型抬高,心肌损伤标志物常不高。

4.不稳定型心绞痛

胸痛时间较短,一般少于 20 分钟,心电图常呈 ST 段下移,T 波倒置,但变异型心绞痛有 ST 抬高,但无病理性 Q 波,心肌损伤标志物常不高。

5.急腹症

如食管反流伴痉挛、消化道穿孔、急性胰腺炎、急性胆囊炎等急腹症常与 STEMI 混淆,但一般无心电图改变和心肌损伤标志物增高。

四、治疗和预后

(一)初始处理

1.持续心电、血压和血氧饱和度监测

所有 STEMI 患者到院后应立即予以心电、血压和血氧饱和度监测,并建立静脉通路,必要时开通大静脉。

2.吸氧

所有 STEMI 患者到院后应立即予以鼻导管吸氧,急性左心衰竭、肺水肿或有机械并发症的患者常伴有严重低氧血症,需面罩加压给氧或气管插管并机械通气。

3.绝对卧床休息

所有 STEMI 患者入院后应绝对卧床休息,可以降低心肌氧耗量。一般患者卧床休息 1~3 天,如有血流动力学不稳定、心力衰竭、心肌梗死后并发症的患者应延长卧床时间。

4.镇痛

STEMI 患者常伴剧烈胸痛,引起交感神经过度兴奋,产生心动过速、血压升高,从而增加心肌氧耗量,并易诱发快速室性心律失常。因此,应迅速给予有效镇痛剂,可静脉注射吗啡 3 mg,必要时 5 分钟重复 1 次,总量不宜超过 15 mg。吗啡不仅可以起到镇痛作用,还能扩张血管,降低左心室前后负荷,减少心肌氧耗量。吗啡的不良反应有恶心、呕吐、低血压和呼吸抑制,一旦出现呼吸抑制,可每隔 3 分钟静脉注射纳洛酮 0.4 mg(最多 3 次)拮抗。

5.饮食和排便

STEMI 患者需禁食至胸痛消失,然后给予流质、半流质饮食,逐步过渡到普通饮食。必要时使用缓泻剂,以防止便秘产生,排便用力,导致心律失常或心力衰竭,甚至心脏破裂。

(二)再灌注治疗

STEMI 通常是在冠状动脉粥样硬化的基础上突发斑块破裂、血栓形成,引起冠状动脉急性闭塞,从而导致血供中断,心肌出现缺血性坏死。在冠状动脉急性闭塞后的 20 分钟,心肌开始由内膜向外膜坏死,这一过程需 4~6 小时。心肌再灌注治疗开始越早,心肌坏死面积越小,预后相对越好。但单纯的心外膜血管开通不等于有效的再灌注,组织水平的再灌注才是任何再灌注治疗的终极目标。因此,早期、迅速、完全、持续和有效的再灌注治疗是 STEMI 最有效的治疗。再灌注治疗的方法主要有溶栓治疗、PCI 和 CABG。

1.溶栓治疗

在纤溶酶原激活剂的作用下,纤溶酶原可转变成纤溶酶,降解血栓上的不溶性纤维蛋白,从而使血栓溶解,梗死血管再通。早期大规模临床研究结果表明,溶栓治疗可显著降低 STEMI 患者的病死率。在 PCI 成为标准治疗之前,溶栓治疗是再灌注治疗的优先选择。在没有介入治疗的社区医院或者转诊到可开展介入治疗的医院需要很长时间的情况下,溶栓治疗是 STEMI 的首选。尽管溶栓治疗后 90 分钟内 80% 以上患者的梗死相关动脉可以再通,但是 40%～70% 的患者梗死相关动脉不能达到正常冠状动脉血流(TIMI3 级),而且即使是成功的再灌注后,至少 20% 的患者会发生再闭塞,再梗死率达到 19%。因此,使用溶栓治疗的患者大约只有 25% 可以达到理想且稳定的血流。

(1)溶栓治疗有严格的适应证,指南推荐:①发病 12 小时以内到不具备急诊 PCI 治疗条件的医院就诊、不能迅速转运、无溶栓禁忌证的 STEMI 患者均应进行溶栓治疗;②患者就诊早(发病≤3 小时)而不能及时进行 PCI 介入治疗者,或虽具备急诊 PCI 治疗条件,但就诊至球囊扩张时间与就诊至溶栓开始时间相差＞60 分钟,且就诊至球囊扩张时间＞90 分钟者应优先考虑溶栓治疗;③对再梗死患者,如果不能立即(症状发作后 60 分钟内)进行冠状动脉造影和 PCI,可给予溶栓治疗;④对发病 12～24 小时仍有进行性缺血性疼痛和至少 2 个胸导联或肢体导联 ST 段抬高＞0.1 mV 的患者,若无急诊 PCI 条件,在经过选择的患者也可溶栓治疗;⑤STEMI 患者症状发生 24 小时,症状已缓解,不应采取溶栓治疗。

(2)溶栓治疗的禁忌证。

绝对禁忌证:①既往任何时间出血性脑卒中病史;②已知的脑血管结构异常(如动静脉畸形);③3 个月内有缺血性脑卒中发作(除外 4.5 小时内急性缺血性脑卒中);④已知的颅内恶性肿瘤(原发或转移);⑤未排除的主动脉夹层;⑥活动性出血或者凝血功能障碍者;⑦3 个月内严重头部闭合性创伤或面部创伤;⑧2 个月内颅内或者脊柱外科手术。

相对禁忌证:①慢性的、严重的、没有得到良好控制的高血压史或者目前血压增高;②缺血性脑卒中病史超过 3 个月;③痴呆;④外伤或持续＞10 分钟的心肺复苏;⑤3 周内大手术史,2～4 周内的内出血;⑥已知的颅内病理学改变(不包括在绝对禁忌证内);⑦不能压迫止血部位的大血管穿刺;⑧妊娠;⑨活动性的消化道溃疡;⑩目前正在应用抗凝剂。另外,根据综合临床判断,患者的风险/效益比不利于溶栓治疗,尤其是有出血倾向者,包括严重肝肾疾病、恶病质、终末期肿瘤等。由于流行病学调查显示中国人群的出血性脑卒中发病率高,因此,年龄≥75 岁的 STEMI 患者应首选 PCI,选择溶栓治疗时应慎重,酌情减少溶栓药物剂量。

(3)溶栓药物的选择、剂量及用法:溶栓药物目前有三代,可分为非特异性纤溶酶原激活剂和特异性纤溶酶原激活剂,前者有链激酶和尿激酶,后者包括人重组组织型纤溶酶原激活剂、替奈普酶、阿替普酶和瑞替普酶。应严格掌握溶栓药物的用法及剂量,通常优先选择特异性纤溶酶原激活剂。主要溶栓药物用法及剂量见表 3-2。

表 3-2 主要溶栓药物剂量及用法

溶栓剂	用法及剂量	抗原性	血管开通率*
特异性纤溶酶原激活剂			
替奈普酶	一般为 30～50 mg 溶于 10 mL 生理盐水静脉推注。根据体重调整剂量:如体重<60 kg,剂量为 30 mg;体重每增加 10 kg,剂量增加 5 mg,最大剂量为 50 mg(尚缺乏国人的研究资料)	否	85%
阿替普酶	①全量 90 分钟加速给药法:首先静脉推注 15 mg,随后 0.75 mg/kg 在 30 分钟内持续静脉滴注(最大剂量不超过 50 mg);继之 0.5 mg/kg 60 分钟持续静脉滴注(最大剂量不超过 35 mg) ②半量给药法:50 mg 溶于 50 mL 专用溶剂,首先静脉推注 8 mg,之后 42 mg 于 90 分钟内滴完	否	84%
瑞替普酶	10U 溶于 5～10 mL 注射用水,静脉推注>2 分钟,30 分钟后重复上述剂量	否	73%～84%
非特异性纤溶酶原激活剂			
链激酶	150 万 U,60 分钟内静脉滴注	是	60%～68%

注:*,指 90 分钟 TIMI2～3 级。

(4)疗效评估:GUSTO-Ⅰ研究表明,TIMI 3 级血流者的预后明显好于 TIMI 2 级者。TIMI 3 级血流对预测 STEMI 患者近期和远期的死亡率非常重要。因此,早期溶栓的目的就是迅速达到并维持 TIMI 3 级血流。溶栓开始后 60～180 分钟内应监测临床症状、心电图 ST 段抬高和心律/心率的变化。梗死相关动脉再通的间接判定指标包括:①60～90 分钟内抬高的 ST 段至少回落 50%;②cTn 峰值提前至发病 12 小时内,肌酸激酶同工酶酶峰提前到 14 小时内;③2 小时内胸痛症状明显缓解;④治疗后的 2～3 小时内出现再灌注性心律失常,如加速性室性自主心律、房室传导阻滞或束支传导阻滞,之后突然改善或消失;或者下壁 STEMI 患者出现一过性窦性心动过缓、窦房传导阻滞伴或不伴低血压。上述 4 项中,心电图变化和心肌损伤标志物峰值前移最重要。冠状动脉造影判断标准:TIMI 2 或 3 级血流表示梗死相关动脉再通,TIMI 3 级为完全性再通,溶栓失败则梗死相关动脉持续闭塞(TIMI 0～1 级)。TIMI 血流分级见表 3-3。

表 3-3　TIMI 血流分级

分级	冠状动脉造影结果
0 级	血管闭塞远端无前向血流
1 级	造影剂部分通过闭塞部位,但不能充盈远端血管床
2 级	造影剂可完全充盈梗死相关动脉远端血管床,但造影剂充盈及排空的速度较正常冠状动脉延缓
3 级	造影剂可完全充盈梗死相关动脉远端血管床,且充盈及排空的速度正常

2.PCI 治疗

近年来已经证实急诊 PCI 在 STEMI 患者中比溶栓治疗更有益处,因为 PCI 比溶栓治疗能获得更高的梗死相关动脉再通率及 TIMI 3 级血流。长期随访结果显示,急诊 PCI 患者较溶栓治疗,其死亡率、再梗死率及再缺血发生率低。心肌梗死后早期冠状动脉造影检查还可以带来额外的获益,可对发生再梗死或者心血管并发症的患者进行早期危险分层及鉴别。对于 STEMI 患者在急诊 PCI 同时行支架植入,特别是药物涂层支架,可使患者进一步获益。急诊 PCI 优于溶栓治疗,即便是转移到专科医院需要较长时间,同样优先选择急诊 PCI 治疗。研究表明,如果 STEMI 患者可在 2 小时内转运至可行 PCI 的临床中心,即使延误了开始的治疗,行 PCI 的患者较之溶栓治疗的患者也会有较好的预后。

(1)直接 PCI:指 STEMI 患者不进行溶栓治疗,而直接对梗死相关动脉进行球囊扩张和支架植入。指南对直接 PCI 推荐如下。

Ⅰ类推荐:①如果即刻可行,且能及时进行(就诊-球囊扩张时间<90 分钟),对症状发病12 小时内的 STEMI(包括正后壁心肌梗死)或伴有新出现或可能新出现左束支传导阻滞的患者应行直接 PCI。急诊 PCI 应当由有经验的医师(每年至少独立完成 50 例 PCI),并在具备条件的导管室(每年至少完成 100 例 PCI)进行。②年龄<75 岁,在发病 36 小时内出现心源性休克,病变适合血管重建,并能在休克发生 18 小时内完成者,应行直接 PCI,除非患者拒绝、有禁忌证和/或不适合行有创治疗。③症状发作<12 小时,伴有严重心功能不全和/或肺水肿(KillipⅢ级)的患者应行直接 PCI。④常规支架植入。

Ⅱa 类推荐:①有选择的年龄≥75 岁、在发病 36 小时内发生心源性休克、适于血管重建并可在休克发生 18 小时内进行者,如果患者既往心功能状态较好、适于血管重建并同意介入治疗,可考虑行直接 PCI;②如果患者在发病 12～24 小时内具备以下 1 个或多个条件时可行直接 PCI 治疗:严重心力衰竭、血流动力学或心电不稳定、持续缺血的证据。

Ⅲ类推荐:①无血流动力学障碍患者,在直接 PCI 时不应该对非梗死相关血管进行 PCI 治疗;②发病＞12 小时,无症状、血流动力学和心电稳定的患者不宜行直接 PCI 治疗。

(2)转运 PCI:高危 STEMI 患者就诊于无直接 PCI 条件的医院,尤其是有溶栓禁忌证或虽无溶栓禁忌证但已发病＞3 小时的患者,可在抗栓(抗血小板或抗凝)治疗的同时,尽快转运至可行 PCI 的医院。根据我国国情,也可尽快请有资质的医师到有 PCI 硬件条件的医院行直接 PCI。STEMI 患者如溶栓失败或有溶栓禁忌证时,应迅速转院行 PCI,尽快开通梗死相关动脉。

(3)溶栓后紧急 PCI。

Ⅰ类推荐:接受溶栓治疗的患者具备以下任何一项,推荐其接受冠状动脉造影及 PCI 治疗:①年龄＜75 岁、发病 36 小时内的心源性休克、适合接受再血管化治疗;②发病 12 小时内的严重心力衰竭和/或肺水肿(Killip Ⅲ级);③有血流动力学障碍的严重心律失常。

Ⅱa类推荐:①年龄≥75 岁、发病 36 小时内已接受溶栓治疗的心源性休克、适合进行血运重建的患者,进行冠状动脉造影及 PCI;②溶栓治疗后血流动力学或心电不稳定和/或有持续缺血表现者;③溶栓 45～60 分钟后仍有持续心肌缺血表现的高危患者,包括中等或大面积心肌处于危险状态(前壁心肌梗死,累及右心室下壁的心肌梗死或胸前导联 ST 段下移)的患者急诊 PCI 是合理的。

Ⅱb类推荐:对于不具备上述Ⅰ类和Ⅱa类适应证的中高危患者,溶栓后进行冠状动脉造影和 PCI 治疗的策略也许是合理的,但其益处和风险尚待进一步确定。

Ⅲ类推荐:对于已经接受溶栓治疗的患者,如果不适宜 PCI 或不同意接受进一步有创治疗,不推荐进行冠状动脉造影和 PCI 治疗。

(4)早期溶栓成功或未溶栓患者(＞24 小时)PCI。在对此类患者进行详细临床评估后,择期 PCI 的推荐指征为:①病变适宜 PCI 且有再发心肌梗死表现;病变适宜 PCI 且有自发或诱发心肌缺血表现;②病变适宜 PCI 且有心源性休克或血流动力学不稳定;③左心室射血分数(左心室射血分数)＜0.40、心力衰竭、严重室性心律失常,常规行 PCI;④急性发作时有临床心力衰竭的证据,尽管发作后左心室功能尚可(LVFF＞0.40),也应考虑行 PCI 治疗;⑤对无自发或诱发心肌缺血的梗死相关动脉的严重狭窄于发病 24 小时后行 PCI;⑥对梗死相关动脉完全闭塞、无症状的 1～2 支血管病变,无心肌缺血表现,血流动力学和心电稳定患者,不推荐发病 24 小时后常规行 PCI。

3.CABG

对治疗急性期的 STEMI 有一定的限制,对下列情况可行急诊 CABG:①STEMI患者行 PCI 失败,如合并持续性或反复心肌缺血、心源性休克、严重心力衰竭或者有高危特征者;②对于有机械性并发症(如心室游离壁破裂、乳头肌断裂、室间隔穿孔)的 STEMI 者;③左主干狭窄＞50％或三支病变,且存在危及生命的室性心律失常者;④年龄＜75 岁,严重左主干病变或者三支病变,STEMI 后 36 小时发生心源性休克,并能在休克发生 18 小时内行 CABG 者;⑤STEMI 患者血流动力学不稳定和需要紧急 CABG 时机械循环支持是合理的。

抗血小板及抗凝药物在行 CABG 前应调整,指南推荐:①急诊 CABG 前阿司匹林不应用;②紧急辅助泵 CABG 前氯吡格雷或替格雷洛应至少停用 24 小时;③急诊 CABG 前 2～4 小时应停用 GPⅡb/Ⅲa 受体拮抗剂。

在临床上,如果患者出现 STEMI 的临床症状,心电图表现符合 STEMI 诊断标准,应该立即开始治疗。在这种情况下,等待血清心脏标志物检查结果是错误的,因为患者在出现症状后立即查血清标志物可能结果并不高。直接 PCI 和溶栓治疗是急诊再灌注的方法,应根据具体情况选择。

(三)药物治疗

正确选择治疗方案可以降低急性 STEMI 的死亡率。包括早期再灌注治疗(PCI 或溶栓治疗)和阿司匹林的使用和/或其他抗血小板药物、β受体阻滞剂、血管紧张素转换酶抑制剂/血管紧张素受体拮抗剂和他汀类药物。

1.抗血小板治疗

冠状动脉内斑块破裂诱发局部血栓形成,是导致 STEMI 的主要原因。在急性血栓形成中血小板活化起着十分重要的作用,抗血小板治疗已成为急性 STEMI 的常规治疗,溶栓前即应使用。常用的抗血小板药物有:阿司匹林、P2Y12 受体抑制剂、血小板糖蛋白Ⅱb/Ⅲa 受体拮抗剂等。

(1)阿司匹林:通过抑制血小板环氧化酶使血栓素 A_2 合成减少,达到抑制血小板聚集的作用。虽然目前阿司匹林的最佳剂量仍未确定,各国指南推荐也不一样,但 STEMI 急性期所有患者只要无禁忌证,均应立即口服水溶性阿司匹林或嚼服肠溶阿司匹林,我国指南推荐负荷量300 mg,继以每天 100mg 长期维持。2013 年美国心脏学院/美国心脏协会指南推荐负荷量162～325 mg,继以 81～325 mg 维持,推荐 81 mg 维持。

(2)P2Y12 受体抑制剂:主要包括氯吡格雷、普拉格雷、替格雷洛,主要抑制 ADP 诱导的血小板聚集,口服后起效快。CLARITY 研究和 COMMIT/CCS-2

研究均证实阿司匹林联合氯吡格雷优于单用阿司匹林。指南对溶栓治疗、直接PCI和溶栓后PCI使用P2Y12受体抑制剂的推荐见表3-4～表3-6。若服用P2Y12受体抑制剂治疗时,出血风险大于预期疗效导致病死率增高时,则应提前停药。对阿司匹林禁忌者,可长期服用氯吡格雷。

表 3-4　指南对溶栓治疗使用氯吡格雷的推荐

溶栓治疗	推荐,证据
年龄＜75 岁,负荷量 300 mg,维持量 75 mg	Ⅰ,A
持续 14 天至 1 年	Ⅰ,A(14 天) Ⅰ,C(1 年)
年龄≥75 岁,无负荷量,直接 75 mg,维持量 75 mg	Ⅰ,A
持续 14 天至 1 年	Ⅰ,A(14 天) Ⅰ,C(1 年)

表 3-5　指南对直接 PCI 使用 P2Y12 受体抑制剂的推荐

直接 PCI	推荐,证据
氯吡格雷:负荷量 600 mg,维持量 75 mg 每天 1 次	Ⅰ,B
普拉格雷:负荷量 60 mg,维持量 10 mg 每天 1 次	Ⅰ,B
禁用于有卒中或者 TIA 病史者	Ⅲ,B
替格雷洛:负荷量 180 mg,维持量 90 mg 每天 2 次	Ⅰ,B
接受支架(BMS 或 DES)植入者,要用 1 年的 P2Y12 受体抑制剂	Ⅰ,B
未植入支架患者,应使用氯吡格雷 75 mg 每天 1 次,至少 28 天,条件允许者也可用至 1 年	Ⅱa,C

表 3-6　指南对溶栓后 PCI 使用 P2Y12 受体抑制剂的推荐

溶栓后 PCI	推荐,证据
氯吡格雷:溶栓时已负荷,继续 75 mg 维持 DES 至少 1 年,BMS 30 天至 1 年 未接受负荷量,溶栓后 24 小时内 PCI 者,负荷量 300 mg 溶栓后 24 小时后 PCI 者,负荷量 600 mg	Ⅰ,C
普拉格雷:非特异性纤溶酶原激活剂溶栓 24 小时后,特异性纤溶酶原激活剂	
溶栓 48 小时后,负荷量 60 mg,维持量 10 mg	Ⅱa,B
禁用于卒中和 TIA 史者	Ⅲ,B
DES 至少 1 年,BMS 30 天至 1 年	Ⅱa,B

（3）GPⅡb/Ⅲa受体拮抗剂：是目前最强的抗血小板药物，主要有阿昔单抗、依替巴肽和替罗非班。一般用于急诊PCI中，一方面可以减少支架植入后的支架内血栓形成，另一方面可以减少梗死相关动脉的无复流，改善心肌供血。Meta分析显示，急性心肌梗死PCI术中使用GPⅡb/Ⅲa受体拮抗剂可减少死亡率。指南对拟行直接PCI的STEMI患者使用GPⅡb/Ⅲa受体拮抗剂的推荐见表3-7。在当前双重抗血小板治疗及有效抗凝治疗的情况下，GPⅡb/Ⅲa受体拮抗剂不推荐常规应用，可选择性用于血栓负荷重的患者和噻吩并吡啶类药物未给予适当负荷量的患者。静脉溶栓联合GPⅡb/Ⅲa受体拮抗剂可提高疗效，但出血并发症增加，使用时应权衡利弊。

表3-7 指南对直接PCI使用GPⅡb/Ⅲa受体拮抗剂的推荐

直接PCI	推荐,证据
阿昔单抗：负荷量0.25 mg/kg，维持量每分钟0.125 μg/kg，最大每分钟10 μg，维持12小时	Ⅱa,A
依替巴肽：负荷量180 μg/kg×2次，间隔10分钟，维持量每分钟2 μg/kg，维持18小时；肌酐清除率每分钟<50 mL者减半，禁用于透析者	Ⅱa,B
替罗非班：负荷量25 μg/kg，维持量每分钟0.15 μg/kg，维持12～18小时；肌酐清除率每分钟<30 mL者减半	Ⅱa,B
导管室之前应用	Ⅱb,B

2.抗心肌缺血及其他药物

（1）硝酸酯类：可通过扩张血管及冠状动脉，降低心脏前负荷，增加冠状动脉血流，降低心肌氧耗量，改善心肌缺血，并可预防和解除冠状动脉痉挛。常用的硝酸酯类药物包括硝酸甘油、硝酸异山梨酯和5-单硝酸异山梨酯。静脉滴注硝酸甘油应从低剂量（每分钟5～10 μg）开始，酌情逐渐增加剂量（每5～10分钟增加5～10 μg，最大剂量每分钟100 μg），直至症状控制、收缩压降低1.3 kPa（10 mmHg）（血压正常者）或4.0 kPa（30 mmHg）（高血压患者）的有效治疗剂量。在静脉滴注硝酸甘油过程中应密切监测血压（尤其大剂量应用时），如果出现心率明显加快或收缩压<12 kPa（90 mmHg），应减量或停药。最初24小时静脉滴注硝酸甘油一般不会产生耐药性，若24小时后疗效减弱或消失，可酌情增加滴注剂量。硝酸酯类药物的不良反应有头痛、反射性心动过速和低血压等。当该类药物造成血压下降而限制β受体阻滞剂的应用时，则不应使用硝酸酯类药物。此外，硝酸酯类药物会引起青光眼患者眼压升高。

（2）β受体阻滞剂：通过抑制交感神经系统、减慢心率、降低体循环血压和减弱心肌收缩力,以减少心肌氧耗量和改善缺血区的氧供需失衡,缩小心肌梗死面积,减少复发性心肌缺血、再梗死、室颤及其他恶性心律失常,可改善 STEMI 患者的预后。常用的 β 受体阻滞剂有阿替洛尔、美托洛尔、比索洛尔、卡维地洛等,用药期间应严格观察患者的心率及血压情况,做到个体化用药,若患者耐受良好,可转换为相应剂量的长效控释制剂。急性心肌梗死患者使用 β 受体阻滞剂的禁忌证有:①心力衰竭的体征,或未稳定的左心衰竭;②低血压;③心率<60 次/分;④其他相对禁忌证(PR 间期>0.24 秒、二度或三度房室传导阻滞、急性哮喘或反应性气道疾病、末梢循环灌注不良)。

(3)ACEI 和 ARB:ACEI 主要通过影响心室重构、减轻心室过度扩张,从而减少充血性心力衰竭的发生,降低病死率。几项大规模临床随机试验(如 ISIS-4、GISSI-3、CCS-1 和 SMILE)已明确 STEMI 早期使用 ACEI 能降低病死率(尤其是前 6 周的病死率降低最显著),高危患者应用 ACEI 临床获益明显,前壁 STEMI 伴有左心功能不全的患者获益最大。STEMI 早期 ACEI 应从低剂量开始,逐渐加量。另外,不推荐常规联合应用 ACEI 和 ARB;对能耐受 ACEI 的患者,不推荐常规用 ARB 替代 ACEI。

(4)醛固酮受体拮抗剂:通常在 ACEI 治疗的基础上使用。对于左心室射血分数≤0.40、有症状的心力衰竭或有糖尿病的 STEMI 患者,醛固酮拮抗剂应给予已接受 β 受体阻滞剂和 ACEI 的患者。ACEI 和螺内酯联合应用较 ACEI 和 ARB 联合应用有更好的价效比,一般不建议三者联合应用。

(5)钙通道阻滞剂:主要通过降低血压、减慢心率和减弱心肌收缩力来减少心肌氧耗,但同时会反射性引起交感神经活性增高。临床研究表明,在急性心肌梗死早期或者晚期使用钙通道阻滞剂均不能降低患者的死亡率,对部分患者甚至不利。因此,指南不推荐钙通道阻滞剂作为 STEMI 的一线用药。

(6)他汀类药物:除调脂作用外,他汀类药物还具有抗炎、改善内皮功能、减少炎症反应、稳定斑块、改善糖耐量、抑制血小板聚集、逆转左心室肥厚等作用。因此,指南推荐:①所有无禁忌证的 STEMI 患者入院后应尽早开始强化他汀类药物治疗;②24 小时内明确 STEMI 患者血脂情况是合理的;③所有 STEMI 患者均应使用他汀类药物使低密度脂蛋白胆固醇目标值达到<2.6 mmol/L(100 mg/dL)。调脂治疗不仅对血脂异常的 STEMI 患者有益,对血脂正常,甚至基线低密度脂蛋白胆固醇<1.8 mmol/L(70 mg/dL)的患者仍有益。低密度脂蛋白胆固醇达标后,长期维持治疗有利于冠心病的二级预防。

(四)干细胞移植

目前干细胞移植治疗大多采用骨髓间充质干细胞或骨骼肌成纤维细胞。Meta 分析表明干细胞移植治疗 STEMI 可轻度提高患者左心室射血分数。但由于样本量较小,不同临床试验结果存在较大差异,大部分临床终点(如死亡、靶血管血运重建、因心力衰竭再次住院率等)均无显著改善,因此,安全性和有效性尚需多中心、大样本随机双盲对照研究证实,目前不宜作为常规治疗选择。尽管目前干细胞在心肌再生的动物和临床试验中取得了令人鼓舞的结果,但是干细胞治疗心肌梗死目前仍处于起步阶段,仍有许多问题亟待解决。

(五)并发症及处理

1.心力衰竭和心源性休克

(1)心力衰竭:多见于大面积心肌梗死的患者,如广泛前壁心肌梗死。左心室舒张功能不全可导致肺静脉高压及肺淤血,收缩功能不全可导致心排血量明显降低与心源性休克。急性左心衰竭时患者常表现为烦躁、呼吸困难、端坐呼吸、面色发绀、咳粉红色泡沫痰,血压增高、心率增快,听诊两肺满布湿啰音及哮鸣音,第一心音减弱、肺动脉瓣第二心音亢进及奔马律。如病情进一步发展,血压可持续性下降,直至心源性休克甚至死亡。

(2)心源性休克:是急性心肌梗死后泵衰竭最严重的并发症。绝大多数是由于梗死后心肌坏死所致,但也有部分是机械性因素引起,如游离壁破裂、假性动脉瘤破裂、室间隔穿孔或乳头肌断裂等。患者呈严重的低血压及低灌注状态,表现为意识不清、四肢厥冷、少尿等。心源性休克患者死亡率极高,预后极差。

综上,急性左心衰竭和心源性休克是 STEMI 的严重并发症,是致命性的,必须立即进行有效处理。

2.心律失常

由于心肌严重缺血,导致心肌细胞电不稳定性,STEMI 患者可发生室性期前收缩、室性心动过速、心室颤动或加速自主心律等;窦性心动过缓,有时伴有房室传导阻滞与低血压,可能与迷走神经活动性增强有关;交感神经兴奋可引起窦性心动过速、房性期前收缩、心房纤颤等;缺血性损伤可发生房室传导阻滞或室内传导阻滞。应及时消除心律失常,以免演变为严重的恶性心律失常甚至猝死。首先应排除患者是否存在再发心肌梗死、严重电解质紊乱和代谢异常等诱因。发生心室颤动或持续多形性室性心动过速时,应尽快非同步直流电除颤;持续单形性室性心动过速可先予以药物治疗,如胺碘酮 150 mg 静脉推注,然后每分钟

1 mg,6 小时后每分钟 0.5 mg 维持,或者利多卡因 50～100 mg 静脉推注,必要时重复;频发室性期前收缩、非持续性室速也可使用利多卡因;对窦性心动过缓者可给予阿托品 0.5～1.0 mg 静脉推注,3～5 分钟可重复,最大量 2～3 mg;高度房室传导阻滞或严重的束支传导阻滞可行临时起搏。

3.其他

STEMI 后其他并发症,包括再发胸部不适、缺血及再梗死、机械并发症(如左心室游离壁破裂、室间隔穿孔、乳头肌功能不全或断裂等)等。此外,心包积液、心肌炎及 Dressler 综合征也可能发生。STEMI 患者(尤其是前壁 STEMI)5%～10%发生左心室室壁瘤,心电图可出现 ST 段持续抬高,应及时行超声心动图明确。

(六)二级预防

所有 STEMI 患者出院前应接受健康教育,包括生活方式改变和药物治疗。STEMI 患者的家属应监督患者进行生活方式的改变,STEMI 患者及家属同时还应学会识别常见心脏病(如心绞痛、心肌梗死)的症状以及院前处理措施。STEMI 患者出院后,应继续进行科学合理的二级预防,以降低心肌梗死复发、心力衰竭以及心源性死亡等主要不良心血管事件的危险性,并改善患者的生活质量。STEMI 患者的二级预防措施包括生活方式改善、药物治疗以及心血管危险因素的综合防控。

1.生活方式改变

(1)戒烟:吸烟是一项主要的危险因素。在 STEMI 患者住院期间,烟草依赖者常常能主动或被动的暂时停止吸烟,而出院后能否永久戒烟并避免被动吸烟是戒烟能否成功的关键。医务人员应在出院前对 STEMI 患者及家属进行宣教,指导并制订正规的戒烟计划,督促其戒烟,必要时可给予适当的药物治疗(尼古丁替代品等)。

(2)运动:适量的运动对 STEMI 患者是有益的,指南推荐 STEMI 患者以运动锻炼为主的心脏康复训练。STEMI 患者出院前应做运动耐量评估,并制订个体化运动方案。对病情稳定的患者建议每天进行 30～60 分钟中等强度的有氧运动(如快步行走等),每周至少坚持 5 天,应循序渐进,避免过度运动。

(3)控制体重:肥胖是一项重要的危险因素。出院前以及出院后随诊时应监测体重,并建议其通过合理饮食与运动将体重指数控制在 24 kg/m^2 以下。

2.药物治疗

(1)抗血小板治疗:若无禁忌证,所有 STEMI 患者出院后均应长期服用阿司匹林(每天 75～150 mg)治疗。

（2）ACEI 和 ARB：若无禁忌证，所有伴有心力衰竭（左心室射血分数＜0.40）、高血压、糖尿病或慢性肾脏疾病的 STEMI 患者均应长期服用 ACEI 治疗。

（3）β 受体阻滞剂：在 STEMI 患者二级预防中的价值已经被广泛证实。若无禁忌证，所有 STEMI 患者均应长期服用 β 受体阻滞剂治疗，并根据患者耐受情况确定个体化的治疗剂量。

（4）醛固酮拮抗剂：无明显肾功能损害和高血钾的 STEMI 患者，经过有效剂量的 ACEI 与 β 受体阻滞剂治疗后其左心室射血分数＜0.40，可考虑应用醛固酮拮抗剂治疗，但须密切观察相关不良反应（特别是高钾血症）的发生。

3.控制心血管危险因素

（1）控制血压：STEMI 患者出院后应继续进行有效的血压管理。对于一般患者，应将其血压控制于＜18.7/12.0 kPa（140/90 mmHg），合并慢性肾病者应将血压控制于＜17.3/10.7 kPa（130/80 mmHg）。近来有证据显示，冠心病患者血压水平与不良事件发生率之间可能存在 J 形曲线关系，即血压水平过高或过低均可对其预后产生不利影响，因此在保证血压（特别是收缩压）达标的前提下，需避免患者舒张压＜9.3 kPa（70 mmHg）。

（2）调脂治疗：STEMI 患者出院后应坚持使用他汀类药物，将低密度脂蛋白胆固醇控制在＜2.60 mmol/L（100 mg/dL），并可考虑达到更低的目标值[低密度脂蛋白胆固醇＜2.08 mmol/L（80 mg/dL）]。对于合并糖尿病者，应将低密度脂蛋白胆固醇控制在＜2.08 mmol/L（80 mg/dL）以下。达标后需要进行随访来调整剂量，不可盲目停药或减小剂量。

（3）血糖管理：对所有 STEMI 患者均应询问其有无糖尿病病史，并常规检测空腹血糖，对糖尿病患者应严格控制血糖。

（4）植入式心脏除颤器的应用：对于心脏性猝死复苏成功者，植入式心脏除颤器可以显著降低其心脏性死亡发生率以及总病死率。研究显示，以下两类患者使用植入式心脏除颤器可以显著获益：①左心室射血分数＜0.40，且伴有自发非持续性室速和/或电程序刺激可诱发出单形持续性室速者；②STEMI 至少40 天后患者仍存在心力衰竭症状（NYHA 心功能Ⅱ～Ⅳ级），且左心室射血分数＜0.30 者。STEMI 后虽经最佳药物治疗仍存在轻度心力衰竭症状且左心室射血分数＜0.35 者也可考虑植入式心脏除颤器。为保证患者心功能有充分的时间恢复，应在 STEMI 患者接受血运重建至少 3 个月后方需评估其是否需要植入式心脏除颤器。

第二节 非 ST 段抬高型心肌梗死

一、病因和发病机制

非 ST 段抬高型心肌梗死患者共同的病理生理机制主要包括以下两种。①斑块破裂：导致急性、非闭塞性的血栓形成；②斑块腐蚀：以血栓黏附于斑块表面而无斑块破裂为特征，尸检发现这种斑块腐蚀在非 ST 段抬高型心肌梗死中占 25%～40%，女性多于男性。

（一）斑块破裂

动脉粥样硬化病变存在于全身所有主要的血管，主要包括脂核和纤维帽。与稳定斑块相比，具有破裂危险的易损斑块形态学特征有：①大而富含脂质的核心（≥40%斑块体积）；②胶原和平滑肌细胞缺少的薄纤维帽，血管外层扩张伴正向重塑；③纤维帽、脂质核心周围炎性细胞浸润（单核-巨噬细胞、T 细胞、树突状细胞、脱颗粒的肥大细胞等）；④斑块内新生血管增加及斑块内出血。斑块破裂的主要机制包括：单核巨噬细胞或肥大细胞分泌的蛋白酶（如胶原酶、凝胶酶、基质溶解酶等）消化纤维帽；斑块内 T 细胞通过合成 γ-干扰素抑制平滑肌细胞分泌间质胶原，使斑块纤维帽变薄；动脉壁压力、斑块位置和大小、血流对斑块表面的冲击；冠状动脉内压力升高、血管痉挛、心动过速时心室过度收缩和扩张所产生的剪切力以及斑块滋养血管破裂，诱发与正常管壁交界处的斑块破裂。斑块的大小、管腔的狭窄程度与斑块破裂的危险程度无关，回顾性分析发现，近 2/3 的斑块破裂发生在管腔狭窄＜50%的部位，几乎所有破裂发生在管腔狭窄＜70%的部位。同时，冠状动脉造影发现，具有相同斑块数目及冠状动脉狭窄程度的患者，有些患者可长期无症状，而有些患者能发生严重的心脏事件。非 ST 段抬高型心肌梗死患者通常存在多部位斑块破裂，因此多种炎症、血栓形成及凝血系统激活的标志物增高。

（二）斑块腐蚀

通常指血栓黏附于斑块表面（无斑块破裂），但斑块与血栓连接处内皮缺失。这些斑块通常被认为相对容易形成血栓，但实际上，血栓发生的诱因常位于斑块外部，而并非斑块本身。多见于女性、糖尿病和高血压患者，易发生于轻度狭窄和右冠状动脉病变处。

继发性非 ST 段抬高型心肌梗死患者常有稳定型冠心病病史，冠状动脉外疾病导致心肌氧需与氧供不平衡，剧烈活动、发热、心动过速（如室上性心动过速、房颤伴快速心室率）、甲状腺功能亢进、高肾上腺素能状态、精神压力、睡眠不足、过饱进食、左心室后负荷增高（高血压、主动脉瓣狭窄）等均可增加心肌需氧量；而低血压、严重贫血、正铁血红蛋白血症及低氧血症等减少心肌氧供。另外，少数非 ST 段抬高型心肌梗死由非动脉硬化性疾病所致（如动脉炎、外伤、夹层、血栓栓塞、先天异常、滥用可卡因或心脏介入治疗并发症等）。

二、临床表现

（一）症状

绝大多数非 ST 段抬高型心肌梗死患者有典型的缺血性心绞痛表现，通常表现为深部的、定位不明确的、逐渐加重的发作性胸骨后或者左胸部闷痛，紧缩感，可放射至左侧颈肩部、手臂及下颌部等，呈间断性或持续性，通常因体力活动和情绪激动等诱发，常伴有出汗、恶心、呼吸困难、窒息甚至晕厥，一般可持续数分钟至 20 分钟，休息后可缓解。以加拿大心血管病学会的心绞痛分级为判断标准，不稳定型心绞痛患者的临床特点包括：①静息时心绞痛发作＞20 分钟（不服用硝酸甘油的情况下）；②初发心绞痛：严重、明显及新发心绞痛（就诊前 1 个月内），表现为自发性心绞痛或劳力型心绞痛；③恶化型心绞痛：原来的稳定型心绞痛最近 1 个月内症状加重，时间延长及频率增加。表现为不稳定型心绞痛的患者，如心肌损伤标志物（如肌酸激酶同工酶、cTn）阳性，则应考虑非 ST 段抬高型心肌梗死。

心绞痛发作时伴低血压或心功能不全，常提示预后不良。贫血、感染、炎症、发热和内分泌紊乱（特别是甲状腺功能亢进）易促进疾病恶化与进展。非 ST 段抬高型心肌梗死的不典型临床表现有：右胸或者肩胛部疼痛、胸背部疼痛、牙痛、咽痛、上腹隐痛、消化不良、胸部针刺样痛或仅有呼吸困难等（图 3-1），这些常见于老年、女性、糖尿病、慢性肾功能不全或痴呆症患者，应注意鉴别。临床缺乏典型胸痛，特别是当心电图正常或临界病变时，常易被忽略和延误治疗，应注意连续观察。

（二）体征

绝大多数非 ST 段抬高型心肌梗死患者无明显的体征。但常有出汗、焦虑，甚至坐立不安、期前收缩增多、心率加快等情况。患者血压通常正常，但如果患者疼痛和/或焦虑严重,血压会由于肾上腺素释放而增高。不稳定型心绞痛患者体温通常不高,但心肌梗死患者(包括 STEMI 和非 ST 段抬高型心肌梗死)通常在心肌梗死 4～8 小时后出现低热,持续 4～5 天。心脏听诊常无阳性体征,但如出现第一心音减弱,则要注意有无急性左心功能不全或者房室传导阻滞的存在;第四心音常在胸骨旁能听到,表明左心室顺应性降低;如出现全收缩期杂音,应考虑有无二尖瓣反流。高危患者心肌缺血引起心功能不全时,可有新出现的肺部啰音或啰音增加、第三心音。

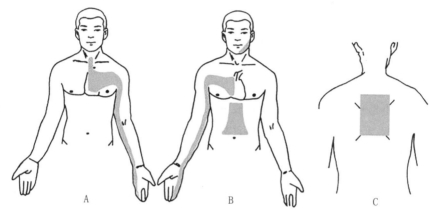

图 3-1　常见心绞痛部位及不典型心绞痛部位

三、诊断和鉴别诊断

(一)诊断

1.病史及体格检查

(1)病史:对病史认真的询问是明确胸痛患者诊断的重要部分,大约 80% 的非 ST 段抬高型心肌梗死患者有冠状动脉疾病史,且本次胸痛发作常有诱因,如过量运动、情绪激动等,但是许多非 ST 段抬高型心肌梗死症状不典型,因此单纯的依赖病史是不够的。尽管典型心绞痛的胸部不适常被描述为胸闷或压迫感,但研究发现缺血相关胸痛的患者中有 1/4 表现为锐痛或刺痛。所有非 ST 段抬高型心肌梗死患者中 13% 表现为胸膜炎样疼痛,7% 触诊时可产生疼痛。

(2)体格检查:绝大多数是正常的,包括胸部检查、听诊、心率及血压测定。体格检查的目的是发现外部诱因和排除非心源性胸痛表现(如主动脉夹层、急性肺动脉栓塞、气胸、肺炎、胸膜炎、心包炎、心瓣膜疾病),焦虑惊恐症状等。

2.心电图

静息 12 导联心电图是对疑诊非 ST 段抬高型心肌梗死患者进行筛查和评估

的重要首选方法。ST-T 动态变化是非 ST 段抬高型心肌梗死最有诊断价值的心电图表现:症状发作时可记录到一过性 ST 段改变(常表现为 2 个或 2 个以上相邻导联 ST 下移≥0.1 mV),症状缓解后 ST 段缺血性改变改善,或者发作时倒置 T 波呈"伪正常化",发作后恢复至原倒置状态更具有诊断意义,并提示有急性心肌缺血或严重冠状动脉疾病。陈旧性束支传导阻滞提示患者有潜在的冠状动脉疾病,但新出现的或可能为新出现的束支传导阻滞是高危患者的标志。有无症状时均应记录心电图,症状发作时的 12 导联心电图非常有价值。必要时应将不同时间的心电图做前后比较,如果有动态 ST-T 变化,应考虑可能存在非 ST 段抬高型心肌梗死。但有胸痛症状的患者即使心电图正常也不能除外非 ST 段抬高型心肌梗死。研究发现,60%的非 ST 段抬高型心肌梗死患者心电图无变化。

发作时心电图显示胸前导联 T 波对称性深倒置并呈动态改变,多提示左前降支严重狭窄。有冠心病病史的患者如出现胸前导联和/或 aVL 导联的 ST 段改变时应加做后壁导联心电图,以明确是否存在后壁心肌梗死。变异型心绞痛常呈一过性 ST 段抬高。胸痛明显发作时心电图完全正常,还需考虑非心源性胸痛。非 ST 段抬高型心肌梗死的心电图 ST 段压低和 T 波倒置比不稳定型心绞痛更加明显和持久,并可有一系列演变过程(如 T 波倒置逐渐加深,再逐渐变浅,部分还出现异常 Q 波)。约 25%的非 ST 段抬高型心肌梗死可演变为 Q 波心肌梗死,其余 75%则为非 Q 波心肌梗死。反复胸痛的患者需进行连续多导联心电图监测,才能发现 ST-T 波变化及无症状性心肌缺血。

心电图不仅对非 ST 段抬高型心肌梗死的诊断非常关键,其类型及变化幅度也能为预后提供重要参考信息。ST 段压低的患者在未来 6 个月内死亡风险最大;仅有单纯的 T 波变化的患者相比心电图正常的患者,长期风险并不增加;ST 段压低的患者,随着压低的程度及 ST 段最低水平点的数目增加,其死亡风险或再发心肌梗死的概率也将增加。

3.心肌损伤标志物

心肌细胞损伤后坏死,细胞膜完整性破坏,导致这些细胞内大分子释放入循环血液,从而能够被检测到。主要的心肌坏死标志物包括肌红蛋白、肌酸激酶、肌酸激酶同工酶、心肌肌钙蛋白(cTnT、cTnI),在非 ST 段抬高型心肌梗死患者的诊断和预后判断中十分重要。

(1)肌酸激酶、肌酸激酶同工酶:迄今为止,肌酸激酶、肌酸激酶同工酶仍是评估胸痛患者的重要生化指标。但由于它们在正常患者血中也有一定低水平的浓度;除心脏外还存在于其他组织中,特别是骨骼肌;这些特点限制了它们的预测价值。

（2）cTnT、cTnI:与传统的心肌酶（如肌酸激酶、肌酸激酶同工酶）相比,cTn具有更高的特异性和敏感性,是理想的心肌坏死标志物。cTn在正常人体的血液中含量极少,因此具有高度的特异性。cTn的检测使我们能够发现1/3的肌酸激酶同工酶正常的不稳定型心绞痛患者的心肌坏死,目前已成为非ST段抬高型心肌梗死患者诊断和危险分层的必备条件,也为非ST段抬高型心肌梗死的早期诊断和预后提供了新的评估内容。高敏肌钙蛋白敏感性为cTn的10～100倍,胸痛发作3小时后即可检测到,因此,2011年指南首次推荐高敏肌钙蛋白对非ST段抬高型心肌梗死患者进行快速诊断筛查。

床旁生化标志物能快速提供非ST段抬高型心肌梗死的早期诊断及治疗指导。如果症状发作后3～4小时内cTn测定结果为阴性,应该在症状出现后6～9/12～24小时再次监测。但是cTn升高也可见于以胸痛为表现的主动脉夹层和急性肺动脉栓塞、非冠状动脉性心肌损伤（如慢性和急性肾功能不全、严重心动过速和过缓、严重心力衰竭、心肌炎、脑卒中、骨骼肌损伤及甲状腺功能减退等疾病）,应注意鉴别。

4.影像学检查

冠状动脉CTA推荐用于没有明确冠心病病史,肾功能正常者检查,应考虑CT检查的辐射以及造影剂对患者的影响。超声心动图能发现严重心肌缺血引起的左心室射血分数（左心室射血分数）降低和室壁节段性运动异常。利用影像学技术（如MRI、PET等）能进行心肌核素显像,评价心肌灌注、心肌细胞活力及心功能。

（二）鉴别诊断

主动脉夹层是首先要鉴别的疾病,当夹层累及冠状动脉开口时可伴发急性冠状动脉综合征,心脏彩超、主动脉增强CT有助于鉴别。肺动脉栓塞常表现为突发呼吸困难、胸痛、咯血、晕厥等,血气分析、D-二聚体、肺动脉CT有助于鉴别。还应与以下疾病相鉴别。①其他心脏疾病:如心包炎、肥厚型心肌病伴发的非典型心绞痛;②骨骼肌肉疾病:颈椎、肩部、肋、胸骨等骨骼肌损伤,可表现为非特异性胸部不适,类似心绞痛的症状,但通常为局部疼痛;③病毒感染,如带状疱疹;④消化道疾病:如食管反流伴痉挛、消化道溃疡、胆囊炎等,常与心绞痛混淆;⑤胸腔内疾病:如肺炎、胸膜炎、气胸等都可导致胸部不适;⑥神经精神相关疾病:可表现为惊恐发作及过度通气,也可被误认为非ST段抬高型心肌梗死。

四、治疗和预后

非 ST 段抬高型心肌梗死冠状动脉病变为未完全闭塞的富含血小板的白血栓,纤维蛋白溶解剂可进一步激活血小板和凝血酶,促进血栓再形成,从而使原来未完全闭塞冠状动脉病变完全闭塞,使非 ST 段抬高型心肌梗死恶化为 STEMI,甚至发生死亡。因此,非 ST 段抬高型心肌梗死不宜溶栓治疗,而是进一步评估发展为心肌梗死和死亡的潜在危险程度,并根据危险度分层采取不同的治疗策略。

(一)危险分层

对非 ST 段抬高型心肌梗死患者进行危险分层有助于早期干预策略的选定,同时也能早期发现高危患者并给予积极药物或早期介入治疗,降低不良心血管事件的发生率,节约后期治疗的投入。因此,早期危险分层已成为非 ST 段抬高型心肌梗死处理策略的首要任务。一般来讲,危险分为血栓事件所导致的急性期危险,与基于动脉粥样硬化程度的远期危险。风险评估应根据具体情况个体化进行,并分为早期风险评估和出院前风险评估,前者目的是明确诊断并识别高危患者,以采取不同的治疗策略(保守或血运重建),并初步评估早期预后;后者则着眼于中远期严重心血管事件的复发,以选择合适的二级预防。

1.早期风险评估

评估患者的风险,包括冠状动脉疾病发生危险因素在内的年龄、性别、冠状动脉疾病家族史、吸烟史、血脂异常、高血压、糖尿病、肾功能障碍、既往冠状动脉疾病病史和吸毒史。12 导联心电图、心肌损伤标志物以及炎性标志物(C 反应蛋白、纤维蛋白原、IL-6)都是进行危险分层的重要辅助检查手段。指南要求对疑似非 ST 段抬高型心肌梗死的患者,应据病史、症状、体格检查、心电图和生物标志物结果进行诊断及短期缺血/出血危险分层。患者早期死亡及心血管事件的风险评估是一个复杂的过程,并非一成不变。大量研究结果显示,cTn 浓度升高有重要的判断意义,而且治疗获益与 cTn 水平有持续的相关性。对 cTn 阴性的非 ST 段抬高型心肌梗死患者,高敏 C 反应蛋白升高程度可预测其 6 个月至4 年的死亡风险。研究表明 N-末端 B 型利钠肽原水平与非 ST 段抬高型心肌梗死患者死亡率密切相关,连续测量 N-末端 B 型利钠肽原水平与单次测量相比显著增加其预测价值。BNP 和/或 N-末端 B 型利钠肽原与其他风险评分系统(TIMI 积分系统)联合使用,则可提高评估非 ST 段抬高型心肌梗死患者预后的价值。对低危患者可考虑负荷试验,中低危患者可考虑冠状动脉 CTA 检查。

(1)缺血评估:非 ST 段抬高型心肌梗死风险评估涉及多个因素,可采用多种方法进行危险分层,目前多采用 TIMI 积分系统。Antman 等开发的 TIMI 风险评分是一种简单的工具,由就诊时 7 个方面的分数总和决定,有下述情况者分别计 1 分:年龄≥65 岁、至少 3 个冠心病危险因素、既往冠状动脉狭窄≥50%、心电图有 ST 段变化、24 小时内至少有 2 次心绞痛发作、7 天内曾使用过阿司匹林、心肌坏死标志物水平升高。随着 TIMI 风险得分的增加,联合终点(14 天全因死亡率、新发或复发心肌梗死或复发心肌缺血需要行血运重建治疗)的发生率也相应增加(表 3-8)。

表 3-8　TIMI 危险积分及心血管事件风险

危险因素: (有下述情况者各计 1 分)	心血管事件风险 *	
	危险因素分值	发生率(%)
年龄≥65 岁	0~1	4.7
≥3 个冠心病危险因素		
既往冠状动脉狭窄≥50%	2	8.3
24 小时内≥2 次心绞痛发作	3	13.2
既往 7 天内使用阿司匹林	4	19.9
ST 段改变	5	26.2
心肌坏死标志物阳性	6	41

注:*,心肌梗死、心源性死亡、持续缺血;低危:0~2 分;中危:3~4 分;高危:5~7 分。

(2)出血评估:非 ST 段抬高型心肌梗死既存在缺血导致的心血管风险,同时也存在使用抗凝、抗血小板药物导致的出血风险(如消化道出血、脑出血等)。

2.出院前风险评估

出院前危险分层主要着眼于中远期再发严重冠状动脉事件的风险评估。应就临床病程的复杂性、左心室功能、冠状动脉病变严重程度、血运重建状况及残余缺血程度进行仔细评估,以选择适当的二级预防(具体见"二级预防"),减少再住院率,提高患者的生存率及生活质量。

(二)药物治疗

药物治疗是非 ST 段抬高型心肌梗死患者抗心肌缺血的基础措施和最重要的内容之一,不仅可缓解缺血症状,更重要的是改善预后,提高远期生存率。

1.抗缺血和抗心绞痛药物治疗

(1)硝酸酯类药物:主要通过介导一氧化氮的产生,刺激鸟苷酸环化酶增加循环环鸟苷酸水平,减少缩血管物质,扩张静脉血管,降低心脏前负荷,减少心肌氧需量。同时扩张冠状动脉血管,增加冠状动脉血流。所有血流动力学稳定的胸痛患者应在进行心电图检查后给予舌下含服硝酸甘油片剂。早期的心电图检查对于观察是否存在动态演变及右心室梗死是非常重要的。如果存在右心室梗死，硝酸酯类应禁用。硝酸酯类主要的不良反应为低血压及反射性心动过速，从而增加心肌氧耗量。如患者症状缓解不满意需应用其他治疗，如β受体阻滞剂和静脉硝酸酯类药物，硝酸酯类药物与β受体阻滞剂联合应用可以增强抗心肌缺血作用，并相互抵消药物的不良反应（例如心动过速）。磷酸二酯酶抑制剂能明显加强和延长硝酸甘油介导的血管扩张，可导致严重的低血压、心肌梗死甚至死亡。急性期持续给予硝酸酯类药物可能会由于巯基消耗而出现耐药，因此，应维持每天至少 8 小时的无药期。硝酸酯类药物可以减轻症状和心肌缺血程度，但并不能降低死亡率。硝酸酯类对非 ST 段抬高型心肌梗死患者远期临床终点事件的影响尚缺乏随机双盲试验证实。

（2）β受体阻滞剂：通过减慢心率、降低体循环血压和减低心肌收缩力从而降低心肌氧耗量，改善缺血区氧供；同时，通过延长心肌有效不应期，提高心室颤动阈值，可减低恶性心律失常发生率。β受体阻滞剂在缓解心绞痛症状的同时，还能降低急性期患者的死亡率。因此，非 ST 段抬高型心肌梗死患者排除禁忌后应早期（24 小时内）给予口服的β受体阻滞剂，并将其作为常规治疗，从小剂量开始，逐渐加量，注意观察患者的心率及血压。口服药治疗要将静息心率降至 50～60 次/分。首选具有心脏选择性的β受体阻滞剂，有阿替洛尔、美托洛尔、比索洛尔、卡维地洛等。如患者不能耐受β受体阻滞剂，可考虑应用非二氢吡啶类钙通道阻滞剂。非 ST 段抬高型心肌梗死患者使用β受体阻滞剂的禁忌证：①心力衰竭的体征，或未稳定的左心衰竭；②低心排状态；③发生心源性休克的危险性高；④其他相对禁忌证（PR 间期＞0.24 秒，二度或三度房室传导阻滞，急性哮喘或反应性气道疾病）。

（3）肾素-血管紧张素-醛固酮系统抑制剂：主要作用机制是通过影响心肌重构、减轻心室过度扩张而减少充血性心力衰竭的发生。大量临床试验证实，血管紧张素转换酶抑制剂可以对非 ST 段抬高型心肌梗死患者发挥心肌保护作用，并降低左心室收缩功能障碍者、糖尿病伴左心功能不全者和包括左心室功能正常的高危患者的死亡率。随访显示在心肌梗死伴心功能不全患者中使用 ACEI，死亡率和住院率的长期受益可维持 10～12 年。研究证实血管紧张素受体阻滞剂对于心肌梗死后高危患者与 ACEI 同样有效，对于不能耐受 ACEI 的患者可使用 ARB 替代，但联合使用 ACEI 和 ARB 可增加不良事件。EPHESUS 研究显示选择性醛固酮受体阻滞剂可降低心肌梗死合并心功能不全或糖尿病患者的致残率和死亡率。在无禁忌证的情况下，抗凝、抗血小板治疗后血压稳定即可开始使用,剂量和时限根据患者情况而定,一般从小剂量开始,逐渐增加,长期应用。

(4)钙通道阻滞剂:主要通过减轻心脏后负荷、降低心肌收缩力、减慢心率,从而缓解心绞痛症状和/或控制血压,但目前尚无证据显示钙通道阻滞剂可以改善非ST段抬高型心肌梗死患者的长期预后。主要不良反应为头痛、脸红、低血压、反射性心动过速及周围血管扩张导致的心肌氧耗量增加。因短效钙通道阻滞剂能引起血压波动及交感兴奋,故禁用于非ST段抬高型心肌梗死患者。指南推荐:①在应用β受体阻滞剂和硝酸酯类药物后患者仍然存在心绞痛症状或难以控制的高血压,可加用长效的二氢吡啶类钙通道阻滞剂;②如患者不能耐受β受体阻滞剂,应将非二氢吡啶类钙通道阻滞剂与硝酸酯类合用;③非二氢吡啶类钙通道阻滞剂不宜用于左心室收缩功能不良的非ST段抬高型心肌梗死患者,并尽量避免与β受体阻滞剂合用。

(5)吗啡:对于硝酸酯类药物不能控制胸痛的非ST段抬高型心肌梗死患者,如无禁忌证可予静脉应用吗啡控制缺血症状。虽然吗啡也在血流动力学方面带来益处,其最主要的益处仍然是缓解疼痛和抗焦虑,从而使患者平静,减少儿茶酚胺的释放,对非ST段抬高型心肌梗死患者有潜在的益处。但镇痛的作用可能掩盖持续心肌缺血的表现。因此,对于应用吗啡后症状缓解的患者,应密切观察是否存在持续心肌缺血的证据,以免延误治疗。

2.抗凝治疗

非ST段抬高型心肌梗死患者的初始治疗给予阿司匹林及足量的静脉肝素,能使心肌梗死及死亡的发生危险降低30%～40%。有证据显示,在抗血小板基础上联合抗凝治疗较单一用药更为有效。抗凝和双联抗血小板治疗被推荐为非ST段抬高型心肌梗死初始阶段的一线用药。因此,所有非ST段抬高型心肌梗死患者如无禁忌证,均应接受抗凝治疗。

(1)低分子肝素:肝素和低分子肝素间接抑制凝血酶的形成和活性,从而减少血栓的形成和促进血栓的溶解。与普通肝素相比,低分子肝素有更高的抗Ⅹa/Ⅱa活性比。低分子肝素的优势在于无须监测,可皮下注射给药。各种低分子肝素之间是有差别的,它们的抗Ⅹa/Ⅱa活性不同。这种差别是否意味着治疗获益的差别目前尚不清楚,但在非ST段抬高型心肌梗死患者的治疗中依诺肝素是唯一有证据优于普通肝素的低分子肝素。

(2)磺达肝癸钠:是目前临床使用的唯一选择性Ⅹa因子抑制剂,为人工合成戊糖,通过抗凝血酶介导选择性抑制Ⅹa因子,对凝血酶本身无抑制作用。在

OASIS 5 研究中,磺达肝癸钠较依诺肝素在 30 天和 6 个月的严重出血发生率都有显著降低,6 个月联合终点事件发生率也显著降低,但磺达肝癸钠组 PCI 术中导管内血栓发生率高于依诺肝素组,因此,对于 PCI 术前使用磺达肝癸钠治疗的患者,术中应在此基础上加用标准剂量普通肝素或 GPⅡb/Ⅲa 受体拮抗剂。

(3)直接凝血酶抑制剂:比伐卢定是一种人工合成的拟水蛭素,能够可逆性地结合凝血酶,从而抑制血栓的形成。ACUITY 研究比较了比伐卢定和肝素合并糖蛋白Ⅱb/Ⅲa(GPⅡb/Ⅲa)受体拮抗剂的疗效。在术前接受氯吡格雷负荷组的患者中,单独使用比伐卢定的缺血发生率低于联合使用肝素和 GPⅡb/Ⅲa 受体拮抗剂,且严重出血事件的发生率降低。但在术前未接受氯吡格雷负荷治疗的患者中,单独使用比伐卢定的联合缺血终点事件发生率高于肝素合并 GPⅡb/Ⅲa 受体拮抗剂治疗组。因此,比伐卢定推荐用于非 ST 段抬高型心肌梗死患者需急诊或择期 PCI 术的抗凝替代治疗。

(4)华法林:一些临床试验将长期口服华法林抗凝加用或不加用阿司匹林及单独应用阿司匹林进行了比较,目前的研究结果并不能明确说明非 ST 段抬高型心肌梗死患者在阿司匹林的基础上加用华法林长期抗凝能够带来获益。目前非 ST 段抬高型心肌梗死的治疗中并不推荐服用华法林,但对有明确使用华法林指征的非 ST 段抬高型心肌梗死患者(中高危心房颤动、人工机械瓣或静脉血栓栓塞者),可与阿司匹林和/或氯吡格雷合用,但需严密监测,建议将国际标准化比值控制在 2.0~2.5。

3.抗血小板治疗

(1)阿司匹林:通过不可逆的抑制血小板环氧化酶减少血栓素 A_2 的生成,从而抑制血小板的活化。在所有阿司匹林的临床研究中,针对非 ST 段抬高型心肌梗死的治疗作用最为突出。所有入院的非 ST 段抬高型心肌梗死患者,如无禁忌,立即给予阿司匹林。对于植入支架的患者,则建议使用较大剂量的阿司匹林维持,依据支架获准的临床试验,并根据出血风险和研究资料的更新,建议初始剂量为每天 150~300 mg,金属裸支架植入术后维持 1 个月,药物洗脱支架植入术后维持 3 个月。阿司匹林的治疗不仅能够在急性期带来获益,长期治疗还可以带来长期益处。因此,阿司匹林是非 ST 段抬高型心肌梗死患者抗血栓治疗的基石。

(2)P2Y12 受体拮抗剂:噻氯吡啶和氯吡格雷均为 ADP 受体拮抗剂,通过特异性抑制 P2Y12-ADP 受体而阻断 ADP 诱导的血小板激活途径,从而抑制血小板的活化和聚集。噻氯吡啶的不良反应(血小板减少、骨髓衰竭等)限制了其使用,氯吡格雷成为应用最广泛的 P2Y12 受体拮抗剂。由于达到完全的抗血小板作用需要一段时间,现有的研究表明给予 1 次负荷剂量氯吡格雷可缩短达到有效抗血小板效果的时间。随着负荷剂量的增加,对血小板抑制的程度增加、发挥作用所需的时间缩短,但最佳的负荷剂量尚未确定。氯吡格雷不可逆的抑制血小板 P2Y12-ADP 受体,从而抑制血小板活性。CAPRIEC 研究结果显示氯吡格雷的疗效等于或大于阿司匹林。作为合理的二级抗血小板药物,当患者存在阿司匹林禁忌时,优先选用氯吡格雷。

氯吡格雷和阿司匹林通过不同的机制抑制血小板活性,因此两者合用其抗血小板的效应相加。两者合用所带来的临床获益在 CURE 研究中得到了证实,在用药早期即可出现,并且平均随访 9 个月,可以观察到获益的持续增加。因此,无论选择介入治疗还是保守治疗,排除禁忌后,均应使用阿司匹林＋氯吡格雷(负荷量＋维持量)。

美国心脏学院/美国心脏协会基于 TRITON-TIMI 38 研究和 PLATO 研究结果在 2012 年的不稳定型心绞痛/USTEMI 治疗指南更新增加了普拉格雷和替格瑞洛用于非 ST 段抬高型心肌梗死的抗血小板治疗,2011 年 ESC 指南也强烈推荐普拉格雷和替格瑞洛两种 P2Y12 受体拮抗剂,推荐力度甚至高于氯吡格雷。我国 2012 年指南也推荐普拉格雷和替格瑞洛用于非 ST 段抬高型心肌梗死。另一种可静脉应用的、选择性的、可逆的 P2Y12 受体拮抗剂坎格雷洛目前正在进行 II 期临床试验。

(3)GP II b/III a 受体拮抗剂:与血小板激活机制无关,血小板的聚集依赖于血小板之间通过血小板表面的 GP II b/III a 受体及纤维蛋白原的相互作用。GP II b/III a 受体拮抗剂通过阻止血小板表面 GP II b/III a 受体与纤维蛋白原的结合,从而抑制血小板聚集。CAP-TURE 研究和 ISAR-REACT-2 研究证实,非ST 段抬高型心肌梗死患者给予阿昔单抗治疗后,PCI 术后 30 天死亡和心肌梗死的发生率均明显降低。ESPRIT 研究证实依替巴肽可显著降低 PCI 术后48 小时死亡、心肌梗死和需紧急血运重建的发生率,上述获益可维持 30 天甚至6 个月。RESTORET 研究证实替罗非班降低非 ST 段抬高型心肌梗死患者48 小时及 7 天的缺血事件的发生风险。因此,当非 ST 段抬高型心肌梗死患者行 PCI 治疗前,在应用其他抗凝药物的基础上 GP II b/III a 受体拮抗剂(阿昔单抗、替罗非班、依替巴肽)可作为一线药物使用。

对于 GP II b/III a 受体拮抗剂使用时间,EARLY ACS 研究和 ACUITY 研究结果均表明早期使用 GP II b/III a 受体拮抗剂和 PCI 术中使用在主要终点上无显著差异,但 EARLY ACS 研究还表明早期使用组患者 TIMI 大出血风险显著增加。因此,新指南推荐在已经使用双联抗血小板的基础上,GPⅡb/Ⅲa 受体拮抗剂可在 PCI 术中选择性应用,特别在处理高度血栓负荷的急性病变时。

4.他汀类药物

目前所有指南均把低密度脂蛋白胆固醇作为首要干预的靶点,而未把高密度脂质白作为干预靶点。如无禁忌证,无论基线低密度脂蛋白胆固醇水平如何,所有非 ST 段抬高型心肌梗死患者(包括 PCI 术后)均应尽早给予他汀类药物治疗。我国 2007 年《血脂异常管理指南》建议患者低密度脂蛋白胆固醇目标值达到<2.07 mmol/L(80 mg/dL)或原基线上下降 40%,2011 年 ESC 血脂异常管理指南建议低密度脂蛋白胆固醇目标值更低,达到<1.8 mmol/L(70 mg/dL)或原基线上下降 50%。低密度脂蛋白胆固醇达标后,长期维持治疗,有利于冠心病二级预防。他汀类药物所带来的临床获益与低密度脂蛋白胆固醇降低程度有关,与他汀种类无关,因此他汀类药物选择依赖于低密度脂蛋白胆固醇降低程度。

(三)血运重建治疗

心肌血运重建使非 ST 段抬高型心肌梗死患者缓解症状、缩短住院时间和改善预后。其指征和最佳时间以及优化采用的方法(PCI 或 CABG)取决于临床情况、危险分层、并发症和冠状动脉病变的程度和严重性。但目前非 ST 段抬高型心肌梗死患者行血运重建的时机与预后关系的研究尚较少,其最佳时机目前仍存在争论。

1.侵入性策略(冠状动脉造影/PCI)

早期的 TIMIⅡB 研究和 VANQWISH 研究将介入治疗与传统治疗相比,未见更多获益,甚至提示可能有害。近期 FRISCⅡ研究和 TACTICS-TIMI18 研究得到了一致的结论,肯定了介入治疗的获益,对于高危的,尤其是 cTn 升高的患者,介入治疗获益明显。循证医学证据表明,对危险度高的患者,早期介入治疗策略显示出了明显的优势。应在危险分层的基础上明确这些患者 PCI 治疗的指征。如前所述,危险分层的方法常用有 TIMI 危险积分和 GRACE 预测积分,这些危险分层的指标都是将患者的症状、体征、心电图、心肌坏死标志物及其他辅助检查指标进行分析,权重后总结得出。其中胸痛持续时间过长、有心力衰竭表现、血流动力学不稳定、心肌坏死标志物显著升高和心电图提示 ST 段显著压低等方面更为重要(表 3-9)。对于低危和早期未行 PCI 的非 ST 段抬高型心肌梗死患者,出院前应进行必要的评估,根据心功能、心肌缺血情况和再发心血管事件的危险采取相应的治疗。对中、高危以上的非 ST 段抬高型心肌梗死患者行 PCI 应遵循首先进行危险分层,合理规范的术前、术中用药和恰当的 PCI 策略,危险度越高的患者越应尽早行 PCI,术前、术中的用药如抗血小板治疗、抗凝治疗等也随着危险度的增加应适当加强(表 3-10)。

表 3-9　非 ST 段抬高型心肌梗死患者分层

分级	符合以下一项或多项
极高危	1.严重胸痛持续时间长、无明显间歇或＞30 分钟,濒临心肌梗死表现 2.心肌坏死标志物显著升高和/或心电图 ST 段显著压低(≥0.2 mV)持续不恢复或范围扩大 3.有明显血流动力学变化:严重低血压、心力衰竭或心源性休克表现 4.严重恶性心律失常:室性心动过速、心室颤动
中、高危	1.心肌损伤标志物升高 2.心电图有 ST 段压低(＜0.2 mV) 3.强化抗缺血治疗 24 小时内反复发作胸痛 4.有心肌梗死病史 5.冠状动脉造影显示冠状动脉狭窄病史 6.PCI 后或 CABG 后 7.左心室射血分数＜40% 8.糖尿病 9.肾功能不全(肾小球滤过率每分钟＜60 mL)

表 3-10　非 ST 段抬高型心肌梗死患者 PCI 指征推荐

指征	推荐,证据
对极高危患者行紧急 PCI(2 小时内)	Ⅱa,B
对中高危患者行早期 PCI(72 小时)	Ⅰ,A
对低危患者不推荐常规 PCI	Ⅲ,C
对 PCI 患者常规支架植入	Ⅰ,C

2.CABG

约 10% 的非 ST 段抬高型心肌梗死患者在病情稳定后需要行 CABG,非 ST 段抬高型心肌梗死选择血运重建的原则与 STEMI 相同。①左主干病变、三支病变的患者(尤其是合并糖尿病),优先选择 CABG;②前降支病变累及前降支近段且伴 LVEF＜50% 或无创性检查提示心肌缺血的患者宜 CABG 或 PCI;③强化药物治疗下不适宜行 PCI 的可考虑 CABG。为防止出血等并发症,CABG 前应进行抗凝及抗血小板药物调整,具体要求见表 3-11。

表 3-11　CABG 前抗凝及抗血小板药物调整要求

要求	推荐，证据
继续使用阿司匹林	I，A
术前停用氯吡格雷至少 5 天	I，B
术前停用替格瑞洛至少 5 天	I，C
术前停用普拉格雷至少 7 天	I，C
术前 4 小时停用依非巴肽或替罗非班	I，C
继续使用 UFH	I，B
术前 12～24 小时停用依诺肝素以 UFH 代替	I，B
术前 24 小时停用磺达肝素以 UFH 代替	I，B
术前 3 小时停用比伐卢定以 UFH 代替	I，B

(四)二级预防

1.控制血脂

大量的证据表明,降低胆固醇治疗可以减少冠心病合并高胆固醇血症患者的心血管事件发生率和死亡率。新近的临床试验证实,无论基线低密度脂蛋白胆固醇水平是否升高,他汀类药物治疗均可使患者受益。PROVE-IT TIMI 22 研究支持非 ST 段抬高型心肌梗死后早期强化降脂可获益。因此,指南作出如下推荐。

(1)所有患者入院 24 小时应评估空腹血脂谱。

(2)所有非 ST 段抬高型心肌梗死后的患者(包括血运重建治疗后的患者),如无禁忌证,无论基线低密度脂蛋白胆固醇和饮食改善情况如何,均应给予他汀类药物治疗。

(3)住院患者出院前应开始使用降脂药;建议降低非高密度脂蛋白胆固醇包括强化降低低密度脂蛋白胆固醇的治疗;对于低密度脂蛋白胆固醇 ＞2.6 mmol/L(100 mg/dL)的非 ST 段抬高型心肌梗死患者,应该开始降低胆固醇治疗或强化达标至低密度脂蛋白胆固醇＜2.6 mmol/L(100 mg/dL),可以进一步降低至＜1.8 mmol/L(70 mg/dL);低密度脂蛋白胆固醇达标后,若三酰甘油＞2.26 mmol/L,则联合使用贝特类或烟酸类药物。

(4)可以鼓励使用 ω-3 脂肪酸降低风险,降低三酰甘油治疗时可以使用大剂量(每天 2～4 g)降低风险。

2.控制血压

指南建议血压控制在＜17.3/10.7 kPa(130/80 mmHg),治疗和控制血压的方法：①患者应开始改变生活方式；②对于血压＞18.7/12.0 kPa(140/90 mmHg)的患者，首先使用β受体阻滞剂和/或ACEI(必要时加用其他药物如噻嗪类)有助于血压达标。

3.其他

(1)强调戒烟，建议戒烟并避免二手烟。

(2)控制体重，强调控制饮食和适量运动，体重指数控制在 18.5～24.9 kg/m²。

(3)积极治疗糖尿病，使糖化血红蛋白＜6.5%。

(4)根据过去的体力活动情况或运动试验制订运动方案，鼓励非ST段抬高型心肌梗死后的患者每天参加 30～60 分钟的体力活动。

(5)叶酸、维生素不再用于二级预防。

(6)发病前已开始使用雌激素替代治疗的绝经后女性应继续该治疗。

(7)可筛查是否存在精神抑郁，使用抗抑郁药治疗抑郁。

第三节 稳定型心绞痛

一、概述

心绞痛是由于暂时性心肌缺血引起的以胸痛为主要特征的临床综合征，是冠状动脉粥样硬化性心脏病(冠心病)的最常见表现。通常见于冠状动脉至少一支主要分支管腔直径狭窄在 50% 以上的患者，当应激时，冠状动脉血流不能满足心肌代谢的需要，导致心肌缺血，而引起心绞痛发作，休息或含服硝酸甘油可缓解。

稳定型心绞痛(stable angina pectoris，SAP)是指心绞痛发作的程度、频度、性质及诱发因素在数周内无显著变化的患者。心绞痛也可发生在瓣膜病(尤其是主动脉瓣病变)、肥厚型心肌病和未控制的高血压及甲状腺功能亢进、严重贫血等患者。冠状动脉"正常"者也可由于冠状动脉痉挛或内皮功能障碍等原因发生心绞痛。某些非心脏性疾病如食道、胸壁或肺部疾病也可引起类似心绞痛的症状，临床上需注意鉴别。

二、流行病学

心绞痛是基于病史的主观诊断，因此它的发病率和患病率很难进行评估，而且评估结果也会因为依据的标准不同产生差异。

　　一项基于欧洲社区心绞痛患病率的调查研究显示：45～54 岁年龄段女性患病率为 0.1％～1％，男性为 2％～5％；而 65～74 岁年龄段女性高达 10％～15％，男性高达 10％～20％。由此可见，每百万个欧洲人中有 2 万～4 万人罹患心绞痛。

　　最近的一项调查，其标准为静息或运动时胸痛发作伴有动脉造影、运动试验或心电图异常证据，研究结果证实了心绞痛的地域差异性，且其与已知的全球冠心病死亡率的分布平行。例如，心绞痛作为初始冠脉病变的发病率，贝尔法斯特是法国的 2 倍。

　　稳定型心绞痛患者有发生急性冠脉综合征的危险，如不稳定型心绞痛、非 ST 段抬高型心肌梗死或 ST 段抬高型心肌梗死。Framingham 研究结果显示，稳定型心绞痛的患者，两年内发生非致死性心肌梗死和充血性心脏病的概率，男性为 14.3％和 5.5％，女性为 6.2％和 3.8％。稳定型心绞痛的患者的预后取决于临床、功能和解剖因素，个体差别很大。

　　左心室功能是慢性稳定性冠脉疾病存活率最有力的预测因子。其次是冠脉狭窄的部位和严重程度。左冠状动脉主干病变最为严重，据国外统计，年病死率可高达 30％。此后依次为三支、双支与一支病变。左前降支病变一般较其他两大支严重。

三、病因和发病机制

　　稳定型心绞痛是一种以胸、下颌、肩、背或臂的不适感为特征的临床综合征，其典型表现为劳累、情绪波动或应激后发作，休息或服用硝酸甘油后可缓解。有些不典型的稳定型心绞痛以上腹部不适感为临床表现。William Heberden 在 1772 年首次提出"心绞痛的概念"，并将之描述为与运动有关的胸区压抑感和焦虑，不过那时还不清楚它的病因和病理机制。现在我们知道它由心肌缺血引起。心肌缺血最常见的原因是粥样硬化性冠状动脉疾病，其他原因还包括肥厚型或扩张型心肌病、动脉硬化及其他较少见的心脏疾病。

　　心肌供氧和需氧的不平衡产生了心肌缺血。心肌氧供取决于动脉氧饱和度、心肌氧扩散度和冠脉血流，而冠脉血流又取决于冠脉管腔横截面积和冠脉微血管的调节。管腔横截面积和微血管都受到管壁内粥样硬化斑块的影响，从而因运动时心率增快、心肌收缩增强及管壁紧张度增加导致心肌需氧增加，最终引起氧的供需不平衡。心肌缺血引起交感激活，产生心肌耗氧增加、冠状动脉收缩等一系列效应从而进一步加重缺血。缺血持续加重，导致心脏代谢紊乱、血流重分配、区域性以致整体性舒张和收缩功能障碍,心电图改变,最终引起心绞痛。缺血心肌释放的腺苷能激活心脏神经末梢的 A1 受体,是导致心绞痛(胸痛)的主要中介。

心肌缺血也可以无症状。无痛性心肌缺血可能因为缺血时间短或不甚严重,或因为心脏传入神经受损,或缺血性疼痛在脊的和脊上的部位受到抑制。患者显示出无痛性缺血表现、气短及心悸都提示心绞痛存在。

对大多数患者来说,稳定型心绞痛的病理因素是动脉粥样硬化、冠脉狭窄。正常血管床能自我调节,例如在运动时冠脉血流增加为平时的 5～6 倍。动脉粥样化斑块减少了血管腔横截面积,使得运动时冠脉血管床自我调节的能力下降,从而产生不同严重程度的缺血。若管腔径减少>50%,当运动或应激时,冠脉血流不能满足心脏代谢需要从而导致心肌缺血。内皮功能受损也是心绞痛的病因之一。心肌桥是心绞痛的罕见病因。

用血管内超声(IVUS)观察稳定型心绞痛患者的冠状动脉斑块。发现 1/3 的患者至少有1个斑块破裂,6%的患者有多个斑块破裂。合并糖尿病的患者更易发生斑块破裂。临床上应重视稳定型心绞痛患者的治疗,防止其发展为急性冠脉综合征(ACS)。

四、诊断

胸痛患者应根据年龄、性别、心血管危险因素、疼痛的特点来估计冠心病的可能性,并依据病史、体格检查、相关的无创检查及有创检查结果做出诊断及分层危险的评价。

(一)病史及体格检查

1.病史

详尽的病史是诊断心绞痛的基石。在大多数病例中,可以通过病史就能得出心绞痛的诊断。

(1)部位:典型的心绞痛部位是在胸骨后或左前胸,范围常不局限,可以放射到颈部、咽部、颌部、上腹部、肩背部、左臂及左手指侧,也可以放射至其他部位,心绞痛还可以发生在胸部以外如上腹部、咽部、颈部等。每次心绞痛发作部位往往是相似的。

(2)性质:常呈紧缩感、绞榨感、压迫感、烧灼感、胸憋、胸闷或有窒息感、沉重感,有的患者只述为胸部不适,主观感觉个体差异较大,但一般不会是针刺样疼痛,有的表现为乏力、气短。

（3）持续时间：呈阵发性发作，持续数分钟，一般不会超过 10 分钟，也不会转瞬即逝或持续数小时。

（4）诱发因素及缓解方式：慢性稳定性心绞痛的发作与劳力或情绪激动有关，如走快路、爬坡时诱发，停下休息即可缓解，多发生在劳力当时而不是之后。舌下含服硝酸甘油可在 2～5 分钟迅速缓解症状。

非心绞痛的胸痛通常无上述特征，疼痛通常局限于左胸的某个部位，持续数个小时甚至数天；不能被硝酸甘油缓解甚至因触诊加重。胸痛的临床分类见表 3-12，加拿大心血管学会分级法见表 3-13 所示。

表 3-12　胸痛的临床分类

典型心绞痛	符合下述 3 个特征
	胸骨下疼痛伴特殊性质和持续时间
	运动及情绪激动诱发
	休息或硝酸甘油缓解
非典型心绞痛	符合上述两个特征
非心性胸痛	符合上述 1 个特征或完全不符合

表 3-13　加拿大心血管学会分级法

级别	症状程度
Ⅰ级	一般体力活动不引起心绞痛，例如行走和上楼，但紧张、快速或持续用力可引起心绞痛的发作
Ⅱ级	日常体力活动稍受限制，快步行走或上楼、登高、饭后行走或上楼、寒冷或风中行走、情绪激动可发作心绞痛或仅在睡醒后数小时内发作。在正常情况下以一般速度平地步行 200 m 以上或登一层以上的楼梯受限
Ⅲ级	日常体力活动明显受限，在正常情况下以一般速度平地步行 100～200 m 或登一层楼梯时可发作心绞痛
Ⅳ级	轻微活动或休息时即可以出现心绞痛症状

2.体格检查

稳定型心绞痛体检常无明显异常，心绞痛发作时可有心率增快、血压升高、焦虑、出汗，有时可闻及第四心音、第三心音或奔马律，或出现心尖部收缩期杂音，第二心音逆分裂，偶闻双肺底啰音。体检尚能发现其他相关情况，如心脏瓣膜病、心肌病等非冠状动脉粥样硬化性疾病，也可发现高血压、脂质代谢障碍所致的黄色瘤等危险因素，颈动脉杂音或周围血管病变有助于动脉粥样硬化的诊断。体检尚需注意肥胖（体重指数及腰围），有助于了解有无代谢综合征。

（二）基本实验室检查

（1）了解冠心病危险因素，空腹血糖、血脂检查，包括血总胆固醇（TC）、高密度脂蛋白胆固醇（HDL-C）、低密度脂蛋白胆固醇（LDL-C）及三酰甘油（TG）。必要时做糖耐量试验。

（2）了解有无贫血（可能诱发心绞痛），检查血红蛋白是否减少。

（3）甲状腺，必要时检查甲状腺功能。

（4）行尿常规、肝肾功能、电解质、肝炎相关抗原、人类免疫缺陷病毒（HIV）检查及梅毒血清试验，需在冠状动脉造影前进行。

（5）胸痛较明显患者，需查血心肌肌钙蛋白（CTnT 或 cTnI）、肌酸激酶（CK）及同工酶（CK-MB），以与急性冠状动脉综合征（acute coronary syndrome，ACS）相鉴别。

（三）胸部 X 线检查

胸部 X 线检查常用于可疑心脏病患者的检查，然而，对于稳定型心绞痛患者，该检查并不能提供有效特异的信息。

（四）心电图检查

1.静息心电图检查

所有可疑心绞痛患者均应常规行静息 12 导心电图。怀疑血管痉挛的患者于疼痛发作时行心电图尤其有意义。心电图同时可以发现诸如左心室肥厚、左束支阻滞、预激、心律失常及传导障碍等情况，这些信息可发现胸痛的可能机制，并能指导治疗措施。静息心电图对危险分层也有意义。但不主张重复此项检查除非当时胸痛发作或功能分级有改变。

2.心绞痛发作时心电图检查

在胸痛发作时争取心电图检查，缓解后立即复查。静息心电图正常不能排除冠心病心绞痛的诊断，但如果有 ST-T 改变符合心肌缺血时，特别是在疼痛发作时检出，则支持心绞痛的诊断。心电图显示陈旧性心肌梗死时，则心绞痛可能性增加。静息心电图有 ST 段压低或 T 波倒置但胸痛发作时呈"假性正常化"，也有利于冠心病心绞痛的诊断。24 小时动态心电图表现如有与症状相一致 ST-T变化，则对诊断有参考价值。

（五）核素心室造影

1.^{201}Tc 心肌显像

铊随冠脉血流被正常心肌细胞摄取，休息时铊显像所示主要见于心肌梗死后瘢痕部位。在冠状动脉供血不足部位的心肌,则明显的灌注缺损仅见于运动后缺血区。变异型心绞痛发作时心肌急性缺血区常显示特别明显的灌注缺损。

2.放射性核素心腔造影

红细胞被标记上放射性核素,得到心腔内血池显影,可测定左心室射血分数及显示室壁局部运动障碍。

3.正电子发射断层心肌显像(PET)

除可判断心肌血流灌注外,还可了解心肌代谢状况,准确评估心肌活力。

(六)负荷试验

1.心电图运动试验

(1)适应证:①有心绞痛症状怀疑冠心病,可进行运动,静息心电图无明显异常的患者,为达到诊断目的。②确定稳定型冠心病的患者心绞痛症状明显改变者。③确诊的稳定型冠心病患者用于危险分层。

(2)禁忌证:急性心肌梗死早期、未经治疗稳定的急性冠状动脉综合征、未控制的严重心律失常或高度房室传导阻滞、未控制的心力衰竭、急性肺动脉栓塞或肺梗死、主动脉夹层、已知左冠状动脉主干狭窄、重度主动脉瓣狭窄、肥厚型梗阻性心肌病、严重高血压、活动性心肌炎、心包炎、电解质异常等。

(3)方案(Burce方案):运动试验的阳性标准为运动中出现典型心绞痛,运动中或运动后出现 ST 段水平或下斜型下降≥1 mm(J 点后 60~80 毫秒),或运动中出现血压下降者。

(4)需终止运动试验的情况,包括:①出现明显症状(如胸痛、乏力、气短、跛行);症状伴有意义的 ST 段变化。②ST 段明显压低(压低>2 mm 为终止运动相对指征;≥4 mm 为终止运动绝对指征)。③ST 段抬高≥1 mm。④出现有意义的心律失常;收缩压持续降低 1.3 kPa(10 mmHg)或血压明显升高[收缩压>33.3 kPa(250 mmHg)或舒张压>15.3 kPa(115 mmHg)]。⑤已达目标心率者。有上述情况一项者需终止运动试验。

2.核素负荷试验(心肌负荷显像)

(1)核素负荷试验的适应证:①静息心电图异常、LBBB、ST 段下降>1 mm、起搏心律、预激综合征等心电图运动试验难以精确评估者;②心电图运动试验不能下结论,而冠状动脉疾病可能性较大者。

(2)药物负荷试验:包括双嘧达莫、腺苷或多巴酚丁胺药物负荷试验,用于不能运动的患者。

（七）多层 CT 或电子束 CT 扫描

多层 CT 或电子束 CT 平扫可检出冠状动脉钙化并进行积分。人群研究显示钙化与冠状动脉病变的高危人群相联系，但钙化程度与冠状动脉狭窄程度却并不相关，因此，不推荐将钙化积分常规用于心绞痛患者的诊断评价。

CT 造影为显示冠状动脉病变及形态的无创检查方法。有较高阴性预测价值，若 CT 冠状动脉造影未见狭窄病变，一般可不进行有创检查。但 CT 冠状动脉造影对狭窄病变及程度的判断仍有一定限度，特别当钙化存在时会显著影响狭窄程度的判断，而钙化在冠心病患者中相当普遍，因此，仅能作为参考。

（八）有创性检查

1.冠状动脉造影

冠状动脉造影至今仍是临床上评价冠状动脉粥样硬化和相对较为少见的非冠状动脉粥样硬化性疾病所引起的心绞痛的最精确的检查方法。对糖尿病、年龄＞65 岁老年患者、年龄＞55 岁女性的胸痛患者冠状动脉造影更有价值。

（1）适应证：①严重稳定型心绞痛（CCS 分级 3 级或以上者），特别是药物治疗不能很好缓解症状者；②无创方法评价为高危的患者，不论心绞痛严重程度如何；③心脏停搏存活者；④患者有严重的室性心律失常；⑤血管重建（PCI，CABG）的患者有早期中等或严重的心绞痛复发；⑥伴有慢性心力衰竭或左心室射血分数（LVEF）明显减低的心绞痛患者；⑦无创评价属中、高危的心绞痛患者需考虑大的非心脏手术，尤其是血管手术（如主动脉瘤修复，颈动脉内膜剥脱术，股动脉搭桥术等）。

（2）不推荐行冠状动脉造影：严重肾功能不全、造影剂过敏、精神异常不能合作者或合并其他严重疾病，血管造影的得益低于风险者。

2.冠状动脉内超声显像

血管内超声检查可较为精确地了解冠状动脉腔径，血管腔内及血管壁粥样硬化病变情况，指导介入治疗操作并评价介入治疗效果，但不是一线的检查方法，只在特殊的临床情况及为科研目的而进行。

五、治疗

（一）治疗目标

1.防止心肌梗死和死亡，改善预后

防止心肌梗死和死亡，主要是减少急性血栓形成的发生率，阻止心室功能障碍的发展。上述目标需通过生活方式的改善和药物干预来实现：①减少斑块形成。②稳定斑块，减轻炎症反应，保护内皮功能。③对于已有内皮功能受损和斑块破裂，需阻止血栓形成。

2.减轻或消除症状

改善生活方式、药物干预和血管再通术均是减轻和消除症状的手段，根据患者的个体情况选择合适的治疗方法。

(二)一般治疗

1.戒烟

大量数据表明对于许多患者而言，吸烟是冠心病起源的最重要的可逆性危险因子，因此，强调戒烟是非常必要的。

2.限制饮食和酒精摄入

对确诊的冠心病患者，限制饮食是有效的干预方式。推荐食用水果、蔬菜、谷类、谷物制品、脱脂奶制品、鱼、瘦肉等，也就是所谓的"地中海饮食"。具体食用量需根据患者总胆固醇及低密度脂蛋白胆固醇来制定。超重患者应减轻体重。

适量饮酒是有益的，但大量饮酒肯定有害，尤其对于有高血压和心力衰竭的患者。很难定义适量饮酒的酒精量，因此提倡限酒。稳定的冠心病患者可饮少量(<50 g/d)低度酒(如葡萄酒)。

3.ω-3 不饱和脂肪酸

鱼油中富含的 ω-3 不饱和脂肪酸能降低血中三酰甘油，被证实能降低近期心肌梗死患者的猝死率，同时它也有抗心律失常作用，能降低高危患者的死亡率和危险因素，可用作此类患者的二级预防。但该脂肪酸的治疗只用于高危人群，如近期心梗患者，对于稳定性心绞痛伴高危因素患者较少应用。目前只提倡患者每星期至少吃一次鱼以保证该脂肪酸的正常摄入。

4.维生素和抗氧化剂

目前尚无研究证实维生素的摄入能减少冠心病患者的心血管危险因素，同样，许多大型试验也没有发现抗氧化剂能给患者带来益处。

5.积极治疗高血压，糖尿病及其他疾病

稳定型心绞痛患者也应积极治疗高血压、糖尿病、代谢综合征等疾病，因这些疾病本身有促进冠脉疾病发展的危险性。

确诊冠心病的患者血压应降至 17.3/11.3 kPa(130/85 mmHg)；如合并糖尿病或肾脏疾病，血压还应降至 17.3/10.7 kPa(130/80 mmHg)。糖尿病是心血管并发症的危险因子,需多方干预。研究显示:心血管病伴 2 型糖尿病患者在应用降糖药的基础上加用吡格列酮,其非致死性心肌梗死、脑卒中(中风)和病死率减少了 16%。

6.运动

鼓励患者在可耐受范围内进行运动,运动能提高患者运动耐量、减轻症状,对减轻体重、降低血脂和血压、增加糖耐量和胰岛素敏感性都有明显效益。

7.缓解精神压力

精神压力是心绞痛发作的重要促发因素,而心绞痛的诊断又给患者带来更大的精神压力。缓解紧张情绪,适当放松可以减少药物的摄入和手术的必要。

8.开车

稳定型心绞痛患者可以允许开车,但是要限定车载重和避免商业运输。高度紧张的开车是应该避免的。

(三)急性发作时治疗

发作时应立即休息,至少应迅速停止诱发心绞痛的活动。随即舌下含服硝酸甘油以缓解症状。对初次服用硝酸甘油的患者应嘱其坐下或平卧,以防发生低血压,还有诸如头晕,头胀痛、面红等不良反应。

应告知患者,若心绞痛发作>20 分钟,休息和舌下含服硝酸甘油不能缓解,应警惕发生心肌梗死并应及时就医。

(四)药物治疗

1.对症治疗,改善缺血

(1)短效硝酸酯制剂:硝酸酯类药为内皮依赖性血管扩张剂,能减少心肌需氧和改善心肌灌注,从而缓解心绞痛症状。快速起效的硝酸甘油能使发作的心绞痛迅速缓解。口服该药因肝脏首过效应,在肝内被有机硝酸酯还原酶降解,生物利用度极低。舌下给药吸收迅速完全,生物利用度高。硝酸甘油片剂暴露在空气中会变质,因而宜在开盖后 3 月内使用。

硝酸甘油引起剂量依赖性血管舒张不良反应,如头痛、面红等。过大剂量会导致低血压和反射性交感神经兴奋引起心动过速。对硝酸甘油无效的心绞痛患者应怀疑心肌梗死的可能。

(2)长效硝酸酯制剂:长效硝酸酯制剂能降低心绞痛发作的频率和严重程度,并能增加运动耐量。长效制剂只是对症治疗,并无研究显示它能改善预后。血管舒张不良反应如头痛、面红与短效制剂类似。其代表药有硝酸异山梨酯、单硝酸异山梨酯醇。

当机体内硝酸酯类浓度达到并超过阈值,其对心绞痛的治疗作用减弱,缓解疼痛的作用大打折扣,即发生硝酸酯类耐药。因此,患者服用长效硝酸酯制剂时应有足够长的间歇期以保证治疗的高效。

(3)β受体阻滞剂:β受体阻滞剂能抑制心脏 β-肾上腺素能受体,从而减慢心率、减弱心肌收缩力、降低血压,以减少心肌耗氧量,可以减少心绞痛发作和增加运动耐量。用药后要求静息心率降至55～60次/分,严重心绞痛患者如无心动过缓症状,可降至 50 次/分。

只要无禁忌证,β受体阻滞剂应作为稳定型心绞痛的初始治疗药物。β受体阻滞剂能降低心肌梗死后稳定性心绞痛患者死亡和再梗死的风险。目前可用于治疗心绞痛的 β受体阻滞剂有很多种,当给予足够剂量时,均能有效预防心绞痛发作。更倾向于使用选择性 β_1 受体阻滞剂,如美托洛尔、阿替洛尔及比索洛尔。同时具有 α 和 β受体阻滞的药物,在慢性稳定性心绞痛的治疗中也有效。

在有严重心动过缓和高度房室传导阻滞、窦房结功能紊乱、明显的支气管痉挛或支气管哮喘的患者,禁用 β受体阻滞剂。外周血管疾病及严重抑郁是应用 β受体阻滞剂的相对禁忌证。慢性肺心病的患者可小心使用高度选择性 β_1 受体阻滞剂。没有固定狭窄的冠状动脉痉挛造成的缺血,如变异性心绞痛,不宜使用 β受体阻滞剂,这时钙通道阻滞剂是首选药物。

推荐使用无内在拟交感活性的 β受体阻滞剂。β受体阻滞剂的使用剂量应个体化,从较小剂量开始。

(4)钙通道阻滞剂:钙通道阻滞剂通过改善冠状动脉血流和减少心肌耗氧起缓解心绞痛作用,对变异性心绞痛或以冠状动脉痉挛为主的心绞痛,钙通道阻滞剂是一线药物。地尔硫草和维拉帕米能减慢房室传导,常用于伴有心房颤动或心房扑动的心绞痛患者,而不应用于已有严重心动过缓、高度房室传导阻滞和病态窦房结综合征的患者。

长效钙通道阻滞剂能减少心绞痛的发作。ACTION 试验结果显示,硝苯地平控释片没有显著降低一级疗效终点(全因死亡、急性心肌梗死、顽固性心绞痛、新发心力衰竭、致残性脑卒中及外周血管成形术的联合终点)的相对危险,但对于一级疗效终点中的多个单项终点而言,硝苯地平控释片组降低达到统计学差异或有降低趋势。值得注意的是,亚组分析显示,占 52% 的合并高血压的冠心病患者中,一级终点相对危险下降 13%。CAMELOT 试验结果显示,氨氯地平组主要终点事件(心血管性死亡、非致死性心肌梗死、冠状血管重建、由于心绞痛而入院治疗、慢性心力衰竭入院、致死或非致死性卒中及新诊断的周围血管疾病)与安慰剂组比较相对危险降低达31%,差异有统计学意义。长期应用长效钙通道阻滞剂的安全性在ACTION及大规模降压试验 ALLHAT 及 ASCOT 中都得到了证实。

外周水肿、便秘、心悸、面部潮红是所有钙通道阻滞剂常见的不良反应,低血压也时有发生,其他不良反应还包括头痛、头晕、虚弱无力等。

当稳定型心绞痛合并心力衰竭而血压高且难于控制者必须应用长效钙通道阻滞剂时,可选择氨氯地平、硝苯地平控释片或非洛地平。

(5)钾通道开放剂:钾通道开放剂的代表药物为尼克地尔,除了抗心绞痛外,该药还有心脏保护作用。一项针对尼克地尔的试验证实稳定型心绞痛患者服用该药能显著减少主要冠脉事件的发生。但是,尚没有降低治疗后死亡率和非致死性心肌梗死发生率的研究,因此,该药的临床效益还有争议。

(6)联合用药:β受体阻滞剂和长效钙通道阻滞剂联合用药比单用一种药物更有效。此外,两药联用时,β受体阻滞剂还可减轻二氢吡啶类钙通道阻滞剂引起的反射性心动过速不良反应。非二氢吡啶类钙通道阻滞剂地尔硫䓬或维拉帕米可作为对β受体阻滞剂有禁忌的患者的替代治疗。但非二氢吡啶类钙通道阻滞剂和β受体阻滞剂的联合用药能使传导阻滞和心肌收缩力的减弱更明显,要特别警惕。老年人、已有心动过缓或左心室功能不良的患者应尽量避免合用。

2.改善预后的药物治疗

与稳定型心绞痛并发的疾病如糖尿病和高血压应予以积极治疗,同时还应纠正高脂血症。HMG-CoA还原酶抑制剂(他汀类药物)和血管紧张素转换酶抑制剂(ACEI)除各自的降脂和降压作用外,还能改善患者预后。对缺血性心脏病患者,还需加用抗血小板药物。

阿司匹林通过抑制血小板内环氧化酶使血栓素 A_2 合成减少,达到抑制血小板聚集的作用。其应用剂量为每天 $75 \sim 150$ mg。CURE 研究发现每天阿司匹林剂量若 >200 mg 或 <100 mg 反而增加心血管事件发生的风险。

所有患者如无禁忌证(活动性胃肠道出血、阿司匹林过敏或既往有阿司匹林不耐受的病史),给予阿司匹林 $75 \sim 100$ mg/d。不能服用阿司匹林者,则可应用氯吡格雷作为替代。

所有冠心病患者应用他汀类药物。他汀类降脂治疗减少动脉粥样硬化性心脏病并发症,可同时应用于患者的一级和二级预防。他汀类除了降脂作用外,还有抗炎作用和防血栓形成,能降低心血管危险性。血脂控制目标为:总胆固醇

(TC)＜4.5 mmol/L，低密度脂蛋白胆固醇(LDL-C)应＜2.59 mmol/L；建议逐步调整他汀类药物剂量以达到上述目标。

ACEI可防止左心室重塑，减少心力衰竭发生的危险，降低病死率，如无禁忌可常规使用。在稳定型心绞痛患者中，合并糖尿病、心力衰竭或左心室收缩功能不全的高危患者应该使用ACEI。所有冠心病患者均能从ACEI治疗中获益，但低危患者获益可能较小。

(五)非药物治疗(血运重建)

血运重建的主要指征：有冠脉造影指征及冠脉严重狭窄；药物治疗失败，不能满意控制症状；无创检查显示有大量的危险心肌；成功的可能性很大，死亡及并发症危险可接受；患者倾向于介入治疗，并且对这种疗法的危险充分知情。

1.冠状动脉旁路移植手术

40多年来，CABG逐渐成为了治疗冠心病的最普通的手术，CABG对冠心病的治疗的价值已进行了较深入的研究。对于低危患者(年病死率＜1%)CABG并不比药物治疗给患者更多的预后获益。在比较CABG和药物治疗的临床试验的荟萃分析中，CABG可改善中危至高危患者的预后。对观察性研究及随机对照试验数据的分析表明，某些特定的冠状动脉病变解剖类型手术预后优于药物治疗，这些情况包括：①左主干的明显狭窄；②三支主要冠状动脉近段的明显狭窄；③双支主要冠状动脉的明显狭窄，其中包括左前降支(LAD)近段的高度狭窄。

根据研究人群不同，CABG总的手术死亡率在1%～4%，目前已建立了很好的评估患者个体风险的危险分层工具。尽管左胸廓内动脉的远期通畅率很高，大隐静脉桥发生阻塞的概率仍较高。血栓阻塞可在术后早期发生，大约10%在术后1年发生，5年以后静脉桥自身会发生粥样硬化改变。静脉桥10年通畅率为50%～60%。

CABG指征：①心绞痛伴左主干病变(ⅠA)；②心绞痛伴三支血管病变，大面积缺血或心室功能差(ⅠA)；③心绞痛伴双支或三支血管病变，包括左前降支(LAD)近端严重病变(ⅠA)；④CCSⅠ～Ⅳ，多支血管病变、糖尿病(症状治疗ⅡaB)(改善预后ⅠB)；⑤CCSⅠ～Ⅳ，多支血管病变、非糖尿病(ⅠA)；⑥药物治疗后心绞痛分级CCSⅠ～Ⅳ，单支血管病变，包括LAD近端严重病变(ⅠB)；⑦心绞痛经药物治疗分级CCSⅠ～Ⅳ，单支血管病变，不包括LAD近端严重病变(ⅡaB)；⑧心绞痛经药物治疗症状轻微(CCSⅠ)，单支、双支、三支血管病变，但有大面积缺血的客观证据(ⅡbC)。

2.经皮冠状动脉介入治疗

30 多年来,PCI 日益普遍应用于临床,由于创伤小、恢复快、危险性相对较低,易于被医师和患者所接受。PCI 的方法包括单纯球囊扩张、冠状动脉支架术、冠状动脉旋磨术、冠状动脉定向旋切术等。随着经验的积累、器械的进步、特别是支架极为普遍的应用和辅助用药的发展,这一治疗技术的应用范围得到了极大的拓展。近年来,冠心病的药物治疗也获较大发展,对于稳定型心绞痛并且冠状动脉解剖适合行 PCI 患者的成功率提高,手术相关的死亡风险为 0.3%～1.0%。对于低危的稳定性心绞痛患者,包括强化降脂治疗在内的药物治疗在减少缺血事件方面与 PCI 一样有效。对于相对高危险患者及多支血管病变的稳定性心绞痛患者,PCI 缓解症状更为显著,生存率获益尚不明确。

经皮冠脉血运重建的指征:①药物治疗后心绞痛 CCS 分级Ⅰ～Ⅳ,单支血管病变(ⅠA)。②药物治疗后心绞痛 CCS 分级Ⅰ～Ⅳ,多支血管病变,非糖尿病(ⅠA)。③稳定型心绞痛,经药物治疗症状轻微(CCS 分级Ⅰ),为单支、双支或三支血管病变,但有大面积缺血的客观证据(ⅡbC)。

成功的 PCI 使狭窄的管腔狭窄程度减少至 50% 以下,血流达到 TIMI Ⅲ级,心绞痛消除或显著减轻,心电图变化改善;但半年后再狭窄率达 20%～30%。如不成功需急症行主动脉—冠脉旁路移植手术。

第四节　隐匿型冠心病

一、隐匿型冠心病的定义及类型

(一)定义

隐匿型冠心病即隐性心肌缺血或无症状性心肌缺血,是指病理解剖上已经有足以引起冠心病的冠状动脉粥样硬化病变,但临床上患者并无心肌缺血或其他心脏方面的症状,因而也没有被诊断过,是没有症状的隐性患者。1980 年以前,经全国有关会议讨论,冠心病诊断标准中,隐匿型冠心病为其中的一个类型,即 40 岁以上的患者,休息时心电图有明显的缺血表现,或运动试验阳性的客观证据者,无其他原因(除外其他心脏病,显著贫血、自主神经功能失调等)可诊断为隐匿型冠心病,并载入教科书中。1980 年以前,我国冠心病普查,基本是根据心电图来判定冠心病的,普查检出的冠心病,70%～80%为隐匿型冠心病。我们1972年在石家庄城乡进行的冠心病普查,隐匿型冠心病占检出患者的79.4%。

有的患者,过去从无冠心病的有关症状,心电图的确发现有陈旧性心肌梗死,称其为未被及时发现的心肌梗死,其意为在急性发病时未被及时诊断,后来在某些情况下发现而诊断为陈旧性心肌梗死,也叫隐性心肌梗死。我们认为此也应属于隐匿型冠心病的一个类型。也有的患者,从来没有冠心病的有关症状而发生猝死,生前没有做过心电图或相关检查,但死后尸检证明其死因为冠心病。在过去的尸检中,也常有死于其他疾病的人,生前没有冠心病症状,尸检发现有严重的足以可以诊断为冠心病的冠状动脉粥样硬化性狭窄或心肌梗死。

自从1961年Holter动态心电图问世以后,发现在监测过程中,心绞痛的患者,除了在心绞痛发作时心电图有ST-T改变的缺血型表现外,在没有心绞痛症状时也常有心肌缺血的ST-T的缺血型心电图表现,并将其称为无痛性心肌缺血或无症状性心肌缺血。我们认为这种无痛性心肌缺血或无症状性心肌缺血的心电图表现亦即隐匿型冠心病的表现之一。大量报道表明,冠心病有心绞痛的患者,无痛性心肌缺血的ST-T心电图改变占60%～80%,心绞痛发作时的ST-T心电图改变仅占总ST-T心电图改变的20%～40%。

我国1980年在全国第一届内科学术会议上,心血管病学组建议我国采用世界卫生组织1979年的冠心病诊断标准,该标准中没有隐匿型冠心病的诊断。其后,在国际联合的大型研究或国内的流行学调查研究中,多采用"急性冠心病事件"即急性心肌梗死和冠心病猝死事件作为金标准。

我们认为在临床上,隐匿型冠心病的诊断还是十分必要的。因为这一类患者随访期间急性心肌梗死率或猝死的发生率都很高。虽然单独依靠心电图诊断ST-T改变存在一定的假阳性或假阴性,但当前心电图或动态心电图仍是临床上最常用的诊断工具,无创、价廉、操作简便,能及时看出检查结果。在对隐匿型冠心病的长期随访观察中,他们大多数是死于冠心病。加之在尸检中,发现生前没有冠心病症状的严重冠状动脉狭窄或陈旧性心肌梗死也并非少见,我们认为临床上仍应将隐匿型冠心病列为一个重要的类型并加强防治。随着核医学、超声心动图学的发展及冠状动脉造影的广泛应用,为临床诊断隐匿型冠心病提供更多客观依据。临床上对单独依靠心电图诊断为隐匿型冠心病的患者如有疑问,可加做超声学或核医学检查,甚至做冠状动脉造影。

许多报道(包括尸检报告)显示,在猝死患者中,许多病例的死亡原因是冠心病。由于病例来源不同,这些冠心病猝死者在猝死总死亡病例中占70%～

95％,并且多数死者,死前没有冠心病病史。20世纪70年代,我们调查的106例冠心病猝死的病例中,一半患者在猝死前没有冠心病病史或有关症状。猝死是其冠心病的首发症状,也是最后一个症状。这些从前没有冠心病症状而因冠心病猝死者,也属于隐匿型冠心病的一个类型。

（二）类型

1.完全无症状者的隐匿型冠心病

临床上从未出现过冠心病的有关症状,心电图或有关检查发现有心肌缺血或严重冠状动脉狭窄。

2.无痛性心肌缺血(混合型)

临床上有冠心病心绞痛症状,动态心电图监测,在心绞痛发作时,有心肌缺血的心电图表现;在非心绞痛发作的时间,也出现心肌缺血的心电图表现,这种非心绞痛发作时间出现的心肌缺血心电图表现为无痛性心肌缺血。

3.隐性心肌梗死(未被及时发现的心肌梗死)

临床上从无冠心病或心肌梗死的有关症状,心电图或有关检查发现有陈旧性心肌梗死。

二、隐匿型冠心病的患病率与发病率

（一）完全无症状者的隐匿型冠心病

1980年以前,许多地区采用常规心电图或加运动试验调查冠心病的患病率。我国40岁以上人口中,冠心病的患病率在5％左右,其中70％～90％是完全无症状的隐匿型冠心病患者。1972年我们对石家庄地区采用常规12导联心电图加双倍二阶梯运动试验对40岁以上3 474例城乡人口进行普查,检出冠心病233例,患病率为6.71％。在检出的冠心病患者中,79.4％为无症状的隐性患者;休息心电图缺血占33.9％;双倍二阶梯运动试验阳性占45.4％。无症状的隐性心肌梗死患者尚未包括在内。在以后的每隔2年随访普查1次中,40岁以上人口中,冠心病的发病率为0.96％,这个数值比西方国家低得多,其中80.0％是无症状的隐性患者。1980年以后,一般不采用该方法调查,但从住院急性心肌梗死的相对发病率和人群冠心病事件登记的流行学研究,均一致证明我国冠心病明显增加。我们估计,完全无症状的隐匿型冠心病的患病率和发病率必然也相应增加。

（二）无痛性心肌缺血(混合型)

自从1961年Holter将动态心电图监测应用于临床以来,发现冠心病心绞痛患者除了在发作心绞痛时有心肌缺血的心电图表现外,在非心绞痛发作时间也有心肌缺血的心电图表现,称无痛性心肌缺血。因这一类患者既有心绞痛时的心电图心肌缺血,又有非心绞痛发作时的心电图心肌缺血出现,称其为混合型。在同一个患者,无痛性心肌缺血的心电图出现的次数远超过心绞痛心肌缺血的次数。据报道,心绞痛患者无痛性心肌缺血心电图发生的次数,占总心肌缺血心电图发生次数的 60%～80%。我国 1991 年召开的心肌缺血研讨会的综合资料:对心绞痛患者进行动态心电图监测,无痛性心电图心肌缺血发生的次数占总心肌缺血心电图次数的 67.4%～79.0%。表明心肌缺血心电图总次数的 2/3 甚至更多次数是毫无症状。人们认识到冠心病心绞痛患者出现的心肌缺血心电图表现占比例较少,还有更多次的心肌缺血心电图表现是在非心绞痛发作出现的。同时也指出,对这类患者的治疗,单凭症状是不全面的,应当重视有症状心肌缺血和无症状心肌缺血总负荷概念。

(三)隐性心肌梗死(未被及时发现的心肌梗死)

隐性心肌梗死或被未被及时发现的心肌梗死,即是我们曾报道过的未被及时发现的心肌梗死。因为发现这些患者时,即已经将其诊断为心肌梗死了,但该患者在最初发生心肌梗死时没有症状,也没有被诊断过,后来被我们发现了,所以我们称其为"未被及时发现的心肌梗死"。在 1972 年我们普查 40 岁以上的 3 474 人口中,检出陈旧性心肌梗死 8 例,患病率为 0.23%,共中 4 例为无症状的隐性心肌梗死,占总检出人数的 50.0%。我们分析 1972—1976 年河北省正定心血管病防治区,每两年 1 次心电图普查,经心电图证实为心肌梗死者共 62 例,其中 42 例曾被诊断过急性心肌梗死,20 例为无症状的隐性心肌梗死,隐性心肌梗死占总心肌梗死患者数的 32.3%。

美国弗来明汉(Framingham)地区在每两年 1 次心电图普查的研究中,18 年共发现 259 例,其中 60 例为隐性。每次普查,隐性心肌梗死占心肌梗死患病总数的 20.5%～23.6%。他们认为这较实际数字为低,因为部分隐性心肌梗死后,在心电图普查时可能已经恢复了正常,因而发生遗漏。冰岛对 9 141 例 40 岁以上年龄人口随访 4～20 年,年发病率 300/10 万,1/3 为隐性心肌梗死,女性比男性多,70 岁以上老年人比 65 岁以下者患病率高,其预后和有症状者相似。Medalie 等对 10 059 例 40 岁以上人群随访 5 年,共发生心肌梗死 427 例,其中 170 例为未被临床发现的隐性心肌梗死,占总数的 40.0%。有人认为人群中每发生 1 例有临床症状的急性心肌梗死,很可能还有 1 例没有症状的隐性患者。这个估计似不为过,如 Master 收集了 3 组尸检证实为愈合性心肌梗死,该 3 组中隐性心肌梗死分别占 39％、50％和 52％。

有学者曾对 364 例住院的冠心病进行分析,隐匿型冠心病仅占 5 例,这 5 例都是因为需要做手术,在手术前进行心电图检查时发现的。我们另外分析了 134 例住院心肌梗死患者的资料,92 例因急性心肌梗死发病住院,另有 42 例为陈旧性心肌梗死。其中 31 例过去未被诊断过心肌梗死。但仔细追问病史,多数过去有类似冠心病的症状,完全没有症状者仅有 5 例。按此计算,住院患者中完全没有冠心病症状的隐性心肌梗死患者,仅占住院心肌梗死总数的 3.73％。隐性心肌梗死都是因其他疾病住院被发现的,大量隐性心肌梗死因为没有症状,如不做心电图或有关检查则不会发现。所以,住院患病率并不能反映自然人群中的实际患病情况。

三、隐匿型冠心病的临床意义

当前,对隐匿型冠心病的研究比较少,因此对命名和认识还不完全一致。但许多研究资料表明,各类型的隐匿型冠心病的预后并不乐观,它与各类有症状的冠心病有同等重要的意义。

(一)无症状的隐匿型冠心病

无症状的隐匿型冠心病患者散布在自然人群中,数量很大,危害也最大。因为他们没症状,多数也没有被诊断过,自己认为是一个正常的健康人,缺少警报系统。平时没有防治措施,常可在某些特殊情况下,如过度劳累、旅游、爬山、情绪激动、饮食等情况下而诱发(或者说是促发)心脏事件。长期随访研究资料表明,其心肌梗死和冠心病猝死的发病率和病死率与症状者相似。有对 1 835 例 40 岁以上人群隐匿型冠心病随访 14.5 年的报道,其冠心病死亡率增加 4～5 倍。

我们对朱河防治点普查及 3 年随访资料表明,普查时诊断为冠心病的患者 (80％是隐匿型冠心病),在随访期间 11.61％死于冠心病,平均每年死亡 3.8％;非冠心病者,随访期间死于冠心病者平均每年仅0.29％,两者相差 10 倍以上。死于其他疾病者无明显差别(表 3-14)。

表 3-14 普查时诊断为冠心病者的死亡情况

普查时诊断	总例数	随访期间死亡原因及例数		
		冠心病心力衰竭	心肌梗死	其他疾病
冠心病	112	9	4	6
非冠心病	1 882	3	8	87
显著性		$P<0.01$	$P<0.01$	$P>0.5$

从个体来说,确有一些隐匿型冠心病患者,在相当长时间继续从事原有工作并不产生症状;但就总体来说,隐匿型冠心病显然较非冠心病者危险性大。

Robb 等曾先后两次随访分析 1949—1970 年做过双倍二阶梯运动试验的病例共 3 325 例,其中阳性 449 例,阴性 2 876 例。随访期间,不仅运动试验阳性者冠心病死亡率高,而且死亡率和 ST 段压低的程度密切相关,即 ST 段压低越多,死亡比率越大:

$$死亡比率 = \frac{运动试验阳性冠心病病死率}{运动试验阴性冠心病病死率}$$

他们将 ST 段压低分为以下 3 级。

Ⅰ级:0.1~0.9 mm,死亡比率为 2.0。

Ⅱ级:1.0~1.9 mm,死亡比率为 3.1。

Ⅲ级:≥2.0 mm,死亡比率为 10.3。

(二)无痛性心肌缺血(混合型)

完全无症状的隐匿型冠心病,因为没有临床症状,一般并不住院治疗。自从动态心电图监测发现在心绞痛患者除了心绞痛发作时有心肌缺血的心电图变化外,在不发作心绞痛时还有更多次心肌缺血的心电图出现,此后人们对此进行了许多研究。

心肌缺血是心肌得不到足够的血液供应,可以是因冠状动脉狭窄供血不足,也可能是心肌需氧增加,或是两者兼有。心肌缺血先是引起心脏功能性改变,继而是心肌代谢异常和电生理异常;如果此时心肌仍得不到足够的血液供应,将发生可逆性心肌损伤;此阶段如果心肌缺血仍然持续,有可能发展为不可逆的心肌损伤,即心肌坏死,或叫心肌梗死。

球囊闭塞冠状动脉研究,观察其病理生理变化,其顺序是:冠状动脉堵塞→心脏舒张功能异常→收缩功能异常→血流动力学异常→心电图改变→心绞痛。该研究说明心肌缺血达到一定程度和足够时间后,才能引起心绞痛。但是,他不能解释隐性心肌梗死患者的情况,因为该患者已经达到并发生了心肌坏死,而仍没有疼痛的症状。

国内外有较多的研究,认为和个体血液中的镇痛物质水平不同有关。无痛性心肌缺血者血浆中内源性吗啡样物质水平高。国内吴林也曾报道运动前后隐匿型冠心病较相应的心绞痛者血浆内啡肽高,运动后又较运动前高。

其他,还有认为无痛性心肌缺血是因为个体的痛觉阈值高,或是识别痛觉的神经通道功能受损。

无论是怎样的解释,都承认心肌缺血可以是没有疼痛的,或无痛性心肌缺血这个事实是存在的。无痛性心肌缺血和有心绞痛的心肌缺血应该同等对待。在临床治疗方面就不只是针对心绞痛,而是要治疗无痛性心肌缺血和有心绞痛的心肌缺血的总负荷。

(三)隐性心肌梗死

无症状的心肌梗死或隐性心肌梗死(未被及时发现的心肌梗死),我们过去称之为未被及时发现的心肌梗死。我们报道的无症状性心肌梗死病例都是生前在体检时做心电图时发现的陈旧性心肌梗死,在急性期未被及时发现。这类无症状的隐性心肌梗死在发现后,也是因为没有症状,也就没有警觉,一些患者在被发现后也不重视。这一类患者心血管病事件的发生率比同龄非冠心病的死亡率高 16 倍。它的预后和诊断过急性心肌梗死的患者相似(表 3-15、表 3-16)。

表 3-15　隐性心肌梗死的随访

| 发病年代 | 例数 | 各年度死亡例数 | | | | | | | 1979 年生 |
		第 1 年	第 2 年	第 3 年	第 4 年	第 5 年	第 6 年	第 7 年	存例数
1972	7	1*		1*	1***	1△			3
1973	0								—
1974	2	2**							0
1975	8	1*		1△					6
1976	3								3
共计	20	4		2	1	1			12

*:猝死;**:心力衰竭;***:再梗死;△:脑卒中。

表 3-16　急性心肌梗死的随访(1979 年)

| 发病年代 | 例数 | 各年度死亡例数 | | | | | | | 1979 年生 |
		第 1 年	第 2 年	第 3 年	第 4 年	第 5 年	第 6 年	第 7 年	存例数
1972	5	1***				1* 1△			2
1973	9			3*	1△△				5
1974	7	2***			1**				4
1975	8		1*	1*					6
1976	13	1***							12
共计	42	4	1	4	2	2	0	0	29

*:猝死;**:心力衰竭;***:死于发病后 28 天以内的急性期;△:脑卒中;△△:糖尿病。

四、隐匿型冠心病的防治

隐匿型冠心病占整个冠心病的 70％～90％，数量很大。上述资料多是社区人群普查得来的。由于隐匿型冠心病一般并不到医院门诊或住院治疗，所以对其防治已经超越医院的范围。鉴于它没有症状，不容易被发现，或发现了也不被重视，以致对本病失去警惕，在某种程度上来说，其预后可能更差。随着我国冠心病发病率的不断增多，隐性冠心患者的数量必将相应增加，所以对隐匿型冠心病的防治应该给予应有的重视。

（一）预防

预防隐匿型冠心病和预防其他类型的冠心病相同，主要是向群众宣传有关防治知识，尽可能地减少冠心病的易患因素，合理的膳食和生活制度，积极治疗和控制与冠心病相关的疾病，如高血压、血脂异常和糖尿病等。

（二）尽早发现和检出隐匿型冠心病

治疗的关键，首先是要检出和发现隐匿型冠心病的患者。在当前，简便易行的方法是每年（对 30 岁或 40 岁以上人口）定期做 1 次常规心电图检查，对疑似者可进一步做心电图负荷试验、24 小时动态心电图、超声学或放射性核素检查，必要时也可考虑做冠状动脉造影。将病情告诉患者，促使其知情并主动进行治疗。

（三）治疗原则

基于我们对隐匿型冠心病的上述认识，我们认为隐匿型冠心病的治疗原则上应和有症状的冠心病患者相同对待。对既有心绞痛，又有无痛性心肌缺血的患者，不能满足于单纯心绞痛的治疗，还要考虑无痛性心肌缺血心电图的总效益。

心脏瓣膜病

第一节　二尖瓣狭窄

一、病因与病理

(一)风湿热

虽然近几十年来风湿性心脏瓣膜病的发生率逐年降低,但仍是临床上二尖瓣狭窄(mitral stenosis,MS)的常见病因。风湿性心脏病患者中约25%为单纯二尖瓣狭窄,40%为二尖瓣狭窄并二尖瓣关闭不全。其中女性患者占2/3。一般而言,从急性风湿热发作到形成重度二尖瓣狭窄,至少需2年,在温带气候大多数患者能保持十年以上的无症状期。风湿热反复多次发作者易罹患二尖瓣狭窄。

风湿性二尖瓣损害,早期病理变化为瓣膜交界处和基底部发生水肿、炎症及赘生物形成,随后由于纤维蛋白的沉积和纤维性变,发生瓣叶交界处粘连、融合、瓣膜增粗、硬化、钙化,腱索缩短并相互粘连,限制瓣膜的活动与开放,致使瓣口狭窄,与鱼嘴或钮孔相似。一般后瓣病变程度较前瓣重,后瓣显著增厚、变硬、钙化、缩短,甚至完全丧失活动能力,而前瓣仍能上下活动者并不罕见。

(二)二尖瓣环及环下区钙化

常见于老年人退行性变。尸检发现,50岁以上人群中约10%有二尖瓣环钙化,其中糖尿病患者尤为多见,女性比男性多2~3倍,超过90岁的女性患者二尖瓣环钙化率高达40%。偶见于年轻人,可能与合并马氏综合征或钙代谢异常有关。

瓣环钙化可影响二尖瓣的正常启闭,引起狭窄和/或关闭不全。钙化通常局限于二尖瓣的瓣环处,多累及后瓣。然而,最近研究表明,老年人二尖瓣环钙化,其钙质沉着主要发生于二尖瓣环的前方及后方,而非真正的瓣环处,钙化延伸至膜部室间隔或希氏束及束支时,可引起心脏传导功能障碍。

(三)先天性发育异常

单纯先天性二尖瓣狭窄甚为少见。

(四)其他罕见病因

如结缔组织疾病、恶性类肿瘤、多发性骨髓瘤等。

二、病理生理

正常人二尖瓣开放时瓣口面积为 $4\sim6\ cm^2$,当瓣口面积小于 $2.5\ cm^2$ 时,才会出现不同程度的临床症状。临床上根据瓣口面积缩小程度不同,将二尖瓣狭窄分为轻度($2.5\sim1.5\ cm^2$)、中度($1.5\sim1.0\ cm^2$)、重度($<1.0\ cm^2$)狭窄。根据二尖瓣狭窄程度和代偿状态分为如下 3 期(见图 4-1)。

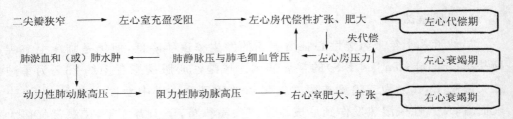

图 4-1 二尖瓣狭窄血流动力学图解

(一)左心代偿期

轻度二尖瓣狭窄时,只需在心室快速充盈期、心房收缩期存在压力梯度,血液便可由左心房充盈左心室。因此左心房发生代偿性扩张及肥大以增强收缩力,延缓左心房压力的升高。此期内,临床上可在心尖区闻及典型的舒张中、晚期递减型杂音,收缩期前增强(左心房收缩引起)。患者无症状,心功能完全代偿,但有二尖瓣狭窄的体征(心尖区舒张期杂音)和超声心动图改变。

(二)左心衰竭期

随着二尖瓣狭窄程度的加重,左心房代偿性扩张、肥大及收缩力增强难以克服瓣口狭窄所致血流动力学障碍时,房室压力梯度必须存在于整个心室舒张期,房室压力阶差在 $2.7\ kPa(20\ mmHg)$ 以上,才能维持安静时心排血量,因此左心房压力升高。由于左心房与肺静脉之间无瓣膜存在,当左心房压力升至 $3.3\sim4.0\ kPa(25\sim30\ mmHg)$ 时,肺静脉与肺毛细血管压力亦升至 $3.3\sim4.0\ kPa$

(25～30 mmHg)，超过血液胶体渗透压水平，引起肺毛细血管渗出。若肺毛细血管渗出速度超过肺淋巴管引流速度，可引起肺顺应性下降，发生呼吸功能障碍和低氧血症，同时，血浆及血细胞渗入肺泡内，可引起急性肺水肿，出现急性左心衰竭表现。本期患者可出现劳力性呼吸困难，甚至端坐呼吸、夜间阵发性呼吸困难，听诊肺底可有湿啰音，胸部 X 线检查常有肺淤血和/或肺水肿征象。

(三)右心衰竭期

长期肺淤血可使肺顺应性下降。早期，由于肺静脉压力升高，可反射性引起肺小动脉痉挛、收缩，肺动脉被动性充血而致动力性肺动脉高压，尚可逆转。晚期，因肺小动脉长期收缩、缺氧，致内膜增生、中层肥厚，肺血管阻力进一步增高，加重肺动脉高压。肺动脉高压虽然对肺毛细血管起着保护作用，但明显增加了右心负荷，使右心室壁肥大、右心腔扩大，最终引起右心衰竭。此时，肺淤血和左心衰竭的症状反而减轻。

三、临床表现

(一)症状

1.呼吸困难和乏力

当二尖瓣狭窄进入左心衰竭期时，可产生不同程度的呼吸困难和乏力，是二尖瓣狭窄的主要症状。前者为肺淤血所引起，后者是心排血量减少所致。早期仅在劳动、剧烈运动或用力时出现呼吸困难，休息即可缓解，常不引起患者注意。随狭窄程度的加重，日常生活甚至静息时也感气促，夜间喜高枕，甚至不能平卧，须采取半卧位或端坐呼吸，上述症状常因感染（尤其是呼吸道感染）、心动过速、情绪激动、心房颤动诱发或加剧。

2.心悸

心慌和心前区不适是二尖瓣狭窄的常见早期症状。早期与偶发的房性期前收缩有关，后期发生心房颤动时心慌常是患者就诊的主要原因。自律性或折返活动引起的房性期前收缩，可刺激左心房易损期而引起心房颤动，由阵发性逐渐发展为持续性。而心房颤动又可引起心房肌的弥漫性萎缩，导致心房增大及不应期、传导速度的更加不一致，最终导致不可逆心房颤动。快心室率心房颤动时，心室舒张期缩短，左心室充盈减少，左心房压力升高，可诱发急性肺水肿的发生。

3.胸痛

15％的患者主诉胸痛，其产生原因有：①心排血量下降，引起冠状动脉供血不足,或伴冠状动脉粥样硬化和/或冠状动脉栓塞;②右心室压力升高,冠状动脉灌注受阻,致右心室缺血;③肺动脉栓塞,常见于右心衰竭患者。

4.咯血

咯血发生于10%患者。二尖瓣狭窄并发的咯血有如下几种。

(1)突然出血,出血量大,有时称为肺卒中,却很少危及生命。因为大出血后,静脉压下降,出血可自动停止。此种咯血是由于突然升高的左心房和肺静脉压,传至薄而扩张的支气管静脉壁使其破裂所致,一般发生于病程早期。晚期,因肺动脉压力升高,肺循环血流量有所减少,该出血情况反而少见。

(2)痰中带血,二尖瓣狭窄患者,因支气管水肿罹患支气管炎的机会增多,若支气管黏膜下层微血管破裂,则痰中带有血丝。

(3)粉红色泡沫痰,急性肺水肿的特征性表现,是肺泡毛细血管破裂,血液、血浆与空气互相混合的缘故。

(4)暗红色血液痰,病程晚期,周围静脉血栓脱落引起肺栓塞时的表现。

5.血栓栓塞

左心房附壁血栓脱落引起动脉栓塞,是二尖瓣狭窄常见的并发症。在抗凝治疗和手术治疗时代前,二尖瓣病变患者中,约1/4死亡继发于栓塞,其中80%见于心房颤动患者。若为窦性心律,则应考虑一过性心房颤动及潜在感染性心内膜炎的可能。35岁以上的患者合并心房颤动,尤其伴有心排血量减少和左心耳扩大时是形成栓子的最危险时期,主张接受预防性抗凝治疗。

6.吞咽困难、声嘶

增大的左心房压迫食管,扩张的左肺动脉压迫左喉返神经所致。

7.感染性心内膜炎

增厚、钙化的瓣膜少发。

8.其他

肝大、体静脉压增高、水肿、腹水,均为重度二尖瓣狭窄伴肺血管阻力增高及右心衰竭的症状。

(二)体征

重度二尖瓣狭窄患者常有"二尖瓣面容"——双颧呈绀红色。右心室肥大时,心前区可扣及抬举性搏动。

1.二尖瓣狭窄的心脏体征

(1)心尖冲动正常或不明显。

(2)心尖区 S_1 亢进是二尖瓣狭窄的重要特点之一,二尖瓣狭窄时,左心房压力升高,舒张末期左心房室压力阶差仍较大,且左心室舒张期充盈量减少,二尖瓣前叶处于心室腔较低位置,心室收缩时,瓣叶突然快速关闭,可产生亢进的拍击样 S_1。S_1 亢进且脆,说明二尖瓣前叶活动尚好,若 S_1 亢进且闷,则提示前叶活动受限。

(3)开瓣音,亦称二尖瓣开放拍击音,由二尖瓣瓣尖完成开放动作后瓣叶突然绷紧而引起,发生在二尖瓣穹隆进入左心室的运动突然停止之际。

(4)心尖部舒张中、晚期递减型隆隆样杂音,收缩期前增强,是诊断二尖瓣狭窄的重要体征。心室舒张二尖瓣开放的瞬间,左心房室压力梯度最大,产生杂音最响,随着左心房血液充盈到左心室,房室压力梯度逐渐变小,杂音响度亦逐渐减轻,最后左心房收缩将 15%～25% 的血液灌注于左心室,产生杂音的收缩期前增强部分。心房颤动患者,杂音收缩期前增强部分消失。但据 Criley 氏报道,此时若左心房压力超过左心室压力 1.3 kPa(10 mmHg)或更高,则可有收缩期前增强部分。

二尖瓣狭窄的舒张期杂音于左侧卧位最易听到,对于杂音较轻者,可嘱运动、咳嗽、用力呼气或吸入亚硝酸异戊酯等方法使杂音增强。拟诊二尖瓣狭窄而又听不到舒张期杂音时,可嘱患者轻微运动(仰卧起坐 10 次)后左侧卧位,或左侧卧位后再深呼吸或干咳数声,杂音可于最初 10 个心动周期内出现。杂音响度还与瓣口狭窄程度及通过瓣口的血流量和血流速度有关。在一定限度内,狭窄愈重,杂音愈响,但若狭窄超过某一范围,以致在左心室形成漩涡不明显或不引起漩涡,反而使杂音减轻或消失,后者即所谓的"无声性二尖瓣狭窄"。

2.肺动脉高压和右心室肥大的体征

(1)胸骨左缘扪及抬举性搏动。

(2)P_2 亢进、S_2 分裂,肺动脉高压可引起 S_2 的肺动脉瓣成分亢进,肺动脉压进一步升高时,右心室排血时间延长,S_2 分裂。

(3)肺动脉扩张,于胸骨左上缘可闻及短的收缩期喷射性杂音和递减型高调哈气性舒张早期杂音(Graham Steell 杂音)。

(4)右心室肥大伴三尖瓣关闭不全时,胸骨左缘四五肋间有全收缩期吹风样杂音,吸气时增强。

四、辅助检查

(一)心电图检查

中、重度二尖瓣狭窄,可显示特征性改变。左心房肥大(P 波时限大于

0.12秒,并呈双峰波形,即所谓"二尖瓣型P波",见图4-2),是二尖瓣狭窄的主要心电图特征,可见于90%的显著二尖瓣狭窄伴窦性心律者。心房颤动时,V_1导联颤动波幅超过0.1 mV,也提示存在心房肥大。

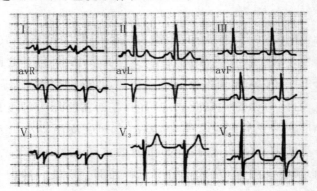

图4-2　左心房肥大:二尖瓣型P波

右心室收缩压低于9.3 kPa(70 mmHg)时右心室肥大少见;介于9.3~13.3 kPa(70~100 mmHg)之间时,约50%患者可有右心室肥大的心电图表现;超过13.3 kPa(100 mmHg)时,右心室肥大的心电图表现一定出现(见图4-3)。

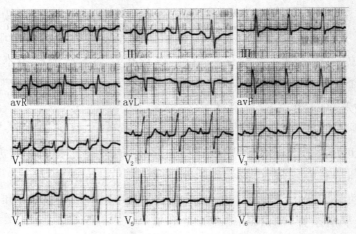

图4-3　左心房肥大,右心室肥大

心律失常在二尖瓣狭窄患者早期可表现为房性期前收缩,频发和多源房性期前收缩往往是心房颤动的先兆,左心房肥大的患者容易出现心房颤动。

(二)X线检查

轻度二尖瓣狭窄心影可正常。

左心房肥大时,正位片可见增大的左心房在右心室影后面形成一密度增高的圆形阴影,使右心室心影内有双重影。食管吞钡检查,在正位和侧位分别可见食管向右向后移位。

肺动脉高压和右心室肥大时,正位片示心影呈"梨形",即"二尖瓣型"心,尚可见左主支气管上抬。肺部表现主要为肺淤血,肺门阴影加深。由于肺静脉血流重新分布,常呈肺上部血管阴影增多而下部减少。肺淋巴管扩张,在正位及左前斜位可见右肺外下野及肋膈角附近有水平走向的纹状影,即 Kerley B 线,偶见 Kerley A 线(肺上叶向肺门斜行走行的纹状影)。此外,长期肺淤血尚可引起肺野内含铁血黄素沉积点状影。

严重二尖瓣狭窄和老年性瓣环及环下区钙化者,胸片相应部位可见钙化影。

(三)超声心动图(UCG)检查

UCG 是诊断二尖瓣狭窄较有价值的无创伤性检查方法,有助于了解二尖瓣的解剖和功能情况。

(1)M 型 UCG:①直接征象,二尖瓣前叶活动曲线和 EF 斜率减慢,双峰消失,前后叶同向运动,形成所谓"城墙样"图形。②间接征象,左心房肥大,肺动脉增宽,右心房、右心室肥大。

(2)二维 UCG:①直接征象:二尖瓣叶增厚,回声增强,活动僵硬,甚至钙化,二尖瓣舒张期开放受限,瓣口狭窄,交界处粘连。②间接征象:瓣下结构钙化,左心房附壁血栓。

(3)多普勒 UCG:二尖瓣口可测及舒张期高速射流频谱,左心室内可有湍流频谱,测定跨二尖瓣压力阶差可判定狭窄的严重程度。彩色多普勒检查可显示舒张期二尖瓣口高速射流束及多色镶嵌的反流束。

(4)经食道 UCG:采用高频探头,直接在左心房后方探查,此法在探查左心房血栓方面更敏感,可达 90%。

(四)心导管检查

仅在决定是否行二尖瓣球囊扩张术或外科手术治疗前,需要精确测量二尖瓣口面积及跨瓣压差时才做心导管检查。

(五)其他检查

抗链球菌溶血素 O(ASO)滴度 1:400 以上、血沉加快、C 反应蛋白阳性等,尤见于风湿活动患者。长期肝淤血患者可有肝功能指标异常。

二尖瓣狭窄的临床表现及实验室检查与血流动力学变化密切相关,血流动力学发展的每一阶段,均可引起相应的临床表现及实验室检查结果。

五、并发症

(一)心房颤动

见于晚期患者,左心房肥大是心房颤动持续存在的解剖学基础。出现心房颤动后,心尖区舒张期隆隆样杂音可减轻,且收缩期前增强消失。心房颤动早期可能是阵发性的,随着病程发展多转为持续性心房颤动。

(二)栓塞

多见于心房颤动患者,以脑梗死多见,栓子也可到达全身其他部位。

(三)急性肺水肿

这是重度二尖瓣狭窄严重而紧急的并发症,病死率高。往往由于剧烈体育活动、情绪激动、感染、妊娠或分娩、快心室率心房颤动等诱发,可导致左心室舒张充盈期缩短,左心房压升高,进一步引起肺毛细血管压升高,致使血浆渗透到组织间隙或肺泡,引起急性肺水肿。患者突发呼吸困难、不能平卧、发绀、大汗、咳嗽及咯粉红色泡沫样浆液痰,双肺布满湿啰音,严重者可昏迷或死亡。

(四)充血性心力衰竭

晚期 $50\%\sim75\%$ 患者发生右心充血性心力衰竭,是此病常见的并发症及主要致死原因。呼吸道感染为心力衰竭常见诱因,年轻女性妊娠、分娩常为主要诱因。临床上主要表现为肝区疼痛、食欲缺乏、黄疸、水肿、尿少等症状,体检有颈静脉曲张、肝大、腹水及下肢水肿等。

(五)呼吸道感染

二尖瓣狭窄患者,常有肺静脉高压、肺淤血,因此易合并支气管炎、肺炎。

(六)感染性心内膜炎

单纯二尖瓣狭窄较少发生。风湿性瓣膜病患者在行牙科手术或其他能引起菌血症的手术时,应行抗生素预防治疗。

六、诊断与鉴别诊断

根据临床表现,结合有关实验室检查,尤其是超声心动图检查多能做出诊断。但应与其他引起心尖部舒张期杂音的疾病相鉴别(见表 4-1)。

表 4-1　其他疾病引起的心尖部舒张期杂音特点

相对性二尖瓣狭窄	严重的二尖瓣关闭不全左向右分流的先天性心脏病,如 VSD、PDA 等此杂音的产生是由于血容量增加,致二尖瓣相对狭窄所致
Carey-Coombs 杂音	急性风湿热时活动性二尖瓣瓣膜炎征象该杂音柔和,发生于舒张早期,变化较大,比器质性二尖瓣狭窄的音调高可能由严重的二尖瓣反流通过非狭窄的二尖瓣口所致,也可能是一短的紧随 S_3 的杂音
Austin-Flint 杂音	见于主动脉瓣关闭不全等疾病该杂音历时短,性质柔和,吸入亚硝酸异戊酯后杂音减轻应用升压药后杂音可增强
三尖瓣狭窄	慢性肺心病患者,由于右心室肥大,心脏顺时针转位可在心尖部听到三尖瓣相对性狭窄所致的杂音
左心房黏液瘤	左心房黏液瘤部分堵塞二尖瓣口所致,与体位有关

七、治疗

狭窄程度轻无明显临床症状者,无须治疗,应适当避免剧烈运动,风湿热后遗症者应预防风湿热复发。有症状的二尖瓣患者,应予以积极治疗。

(一)内科治疗

1.一般治疗

适当休息,限制钠盐入量(2 g/d),使用利尿剂,通过减轻心脏前负荷改善肺淤血症状。

急性肺水肿的处理:洋地黄的应用需谨慎,因洋地黄可增强右心室收缩力,有可能使右心室射入肺动脉内的血量增多,导致肺水肿的加重,但可应用常规负荷量的1/2～2/3,其目的是减慢心率而非增加心肌收缩力,以延长舒张期,改善左心室充盈,提高左心室搏出量。适合于合并快心室率心房颤动和室上性心动过速者。

栓塞性并发症的处理:有体循环栓塞而不能手术治疗的患者,可口服抗凝剂,如华法林等。对于有栓塞危险的患者,包括心房颤动、40 岁以上伴巨大左心房者,也应接受口服抗凝药治疗。

心律失常的处理:快心室率心房颤动应尽快设法减慢心室率,可使用洋地黄类药物,若疗效不满意,可联合应用地尔硫䓬、维拉帕米或 β 受体阻滞剂。对于轻度二尖瓣狭窄患者不伴巨大左心房,心房颤动＜6 个月,可考虑药物复律或电复律治疗。

2.介入治疗

经皮球囊二尖瓣成形术(PBMV)是治疗二尖瓣狭窄划时代的进展,患者无须开胸手术,痛苦小,康复快,且具有成功率高、疗效好的特点。

(1)PBMV 的适应证:①中、重度单纯二尖瓣狭窄,瓣叶柔软,无明显钙化,心功能Ⅱ、Ⅲ级是 PBMV 最理想的适应证;轻度二尖瓣狭窄有症状者亦可考虑;心功能Ⅳ级者需待病情改善,能平卧时才考虑。②瓣叶轻、中度钙化并非禁忌,但若严重钙化且与腱索、乳头肌融合者,易并发二尖瓣关闭不全,因此宜做瓣膜置换手术。③合并慢性心房颤动患者,心腔内必须无血栓。④合并重度肺动脉高压,不宜外科手术者。⑤合并轻度二尖瓣关闭不全,左心室无明显肥大者。⑥合并轻度主动脉瓣狭窄或关闭不全,左心室无明显肥大者。

(2)PBMV 禁忌证:①合并中度以上二尖瓣关闭不全;②心腔内有血栓形成;③严重钙化,尤其瓣下装置病变者;④风湿活动;⑤合并感染性心内膜炎;⑥妊娠期,因放射线可影响胎儿,除非心功能Ⅳ级危及母子生命安全;⑦全身情况差或合并其他严重疾病;⑧合并中度以上的主动脉狭窄和/或关闭不全。

(二)外科治疗

目的在于解除瓣口狭窄,增加左心搏出量,改善肺血循环。

(1)手术指征:凡诊断明确,心功能Ⅱ级以上,瓣口面积小于 $1.2\ cm^2$ 而无明显禁忌证者,均适合手术治疗。严重二尖瓣狭窄并发急性肺水肿患者,如内科治疗效果不佳,可行急诊二尖瓣扩张术。

(2)手术方式:包括闭式二尖瓣分离术、直视二尖瓣分离术、瓣膜修补术或人工瓣膜替换术。

八、预后

疾病的进程差异很大,从数年至数十年不等。预后主要取决于狭窄程度及心脏肥大程度,是否多瓣膜损害及介入、手术治疗的可能性等。

一般而言,首次急性风湿热发作后,患者可保持 10～20 年无症状。然而,出现症状后如不积极进行治疗,其后 5 年内病情进展非常迅速。研究表明,有症状的二尖瓣狭窄患者 5 年死亡率为 20%,10 年死亡率为 40%。

第二节 二尖瓣关闭不全

一、病因

二尖瓣关闭不全（mitral incompetence，MI）严格来说不是一种原发病而是一种临床综合征。任何引起二尖瓣复合装置包括二尖瓣环、瓣膜、腱索、乳头肌病变的因素都可导致二尖瓣关闭不全，其诊断容易但确定病因难。按病程进展的速度和病程的长短可分为急性和慢性。

（一）慢性病变

慢性二尖瓣关闭不全进展缓慢、病程较长，病因包括以下几点。

（1）风湿性心脏病，在不发达国家风湿性心脏病引起者占首位，其中半数以上合并二尖瓣狭窄。

（2）退行性病变，在发达国家，二尖瓣脱垂为最多见原因；二尖瓣黏液样退行性变、二尖瓣环及环下区钙化等退行性病变也是常见原因。

（3）冠心病，常见于心肌梗死致乳头肌功能不全。

（4）其他少见原因，先天性畸形、系统性红斑狼疮、风湿性关节炎、心内膜心肌纤维化等。

（二）急性病变

急性二尖瓣关闭不全进展快、病情严重、病程短，病因包括以下几点。

（1）腱索断裂，可由感染性心内膜炎、二尖瓣脱垂、急性风湿热及外伤等原因引起。

（2）乳头肌坏死或断裂，常见于急性心肌梗死致乳头肌缺血坏死而牵拉作用减弱。

（3）瓣膜毁损或破裂，多见于感染性心内膜炎。

（4）心瓣膜替换术后人工瓣膜裂开。

二、病理生理

由于风湿性炎症使二尖瓣瓣膜纤维化、增厚、萎缩、僵硬、畸形，甚至累及腱索和乳头肌使之变粗、粘连、融合缩短，致使瓣膜在心室收缩期不能正常关闭，血液由左心室向左心房反流，病程长者尚可见钙质沉着。

(一)慢性病变

慢性二尖瓣关闭不全者，依病程进展可分为左心室代偿期、左心室失代偿期和右心衰竭期3个阶段（图4-4）。

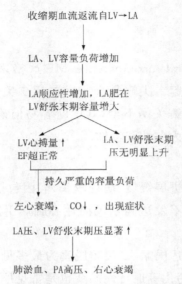

图 4-4　慢性二尖瓣关闭不全血流动力学图解

二尖瓣关闭不全时，在心室收缩期左心室内的血流存在两条去路，即通过主动脉瓣流向主动脉和通过关闭不全的二尖瓣流向左心房。这样，在左心房舒张期，左心房血液来源除通过四条肺静脉回流外，还包括左心室反流的血液而使其容量和压力负荷增加。由于左心房顺应性好，在反流血液的冲击下，左心房肥大，缓解了左心房压力的增加，且在心室舒张期，左心房血液迅速注入左心室而使容量负荷迅速下降，延缓了左心房压力的上升，这实际上是左心房的一种代偿机制，体积增大而压力正常（见图4-5），可使肺静脉与肺毛细血管压长期维持正常。与急性二尖瓣关闭不全相比，肺淤血发生晚、较轻，患者主述乏力而呼吸困难。

对于左心室，在心室收缩期由于反流，使得在舒张期时由左心房流入左心室的血液除了正常肺循环回流外还包括反流的部分，从而增加了左心室的容量负荷。早期左心室顺应性好，代偿性扩大而使左心室舒张末期压力上升不明显，且收缩时左心室压力迅速下降，减轻了室壁紧张度和能耗而有利于代偿。左心室这种完善的代偿机制，可在相当长时间（大于 20 年）无明显左心房肥大和肺淤血，左心排血量维持正常而无临床症状。但一旦出现临床症状说明病程已到一定阶段,心排血量迅速下降而致头昏、困倦、乏力,迅速出现左心衰竭、肺水肿、肺动脉高压和右心衰竭,心功能达Ⅳ级,成为难治性心力衰竭,病死率高,患者出现呼吸困难、体循环淤血症状。

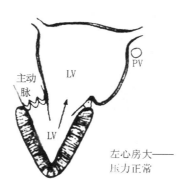

图 4-5　慢性二尖瓣关闭不全

(二)急性病变

急性二尖瓣关闭不全早期反流量大,进展迅速,左心房、左心室容量和压力负荷迅速增加,没有经过充分的代偿即出现急性左心衰竭,使得心排血量迅速下降,心室压力上升,左心房及肺静脉压迅速上升,导致肺淤血和肺间质水肿。患者早期即出现呼吸困难、咯血等左心衰竭和肺淤血症状,病程进展迅速,多较快死于急性左心衰竭。由于来不及代偿,左心房、左心室肥大不明显(见图 4-6、图 4-7),X 线检查示左心房、左心室大小正常,反流严重者可见肺淤血和肺间质水肿征象。

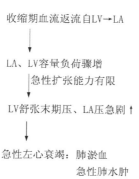

图 4-6　急性二尖瓣关闭不全血流动力学图解

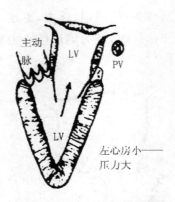

图 4-7　急性二尖瓣关闭不全

三、临床表现

(一)症状

1.慢性病变

患者由于左心良好的代偿功能而使病情有无症状期长,有症状期短的特点。

(1)代偿期:左心代偿功能良好,心排血量维持正常,左心房压力及肺静脉压也无明显上升,患者可多年没有明显症状,偶有因左心室舒张末期容量增加而引起的心悸。

(2)失代偿期:患者无症状期长,通常情况下,从初次感染风湿热到出现明显二尖瓣关闭不全的症状,时间可长达 20 年之久。但一旦出现临床症状即说明已进入失代偿期。随着左心功能的失代偿,心排血量迅速下降,患者出现疲劳、头昏、乏力等症状。左心室舒张末期压力迅速上升,左心房、肺静脉及肺毛细血管压上升,引起肺淤血及间质水肿,出现劳力性呼吸困难,开始为重体力劳动或剧烈运动时出现,随着左心衰竭的加重,出现夜间阵发性呼吸困难及端坐呼吸等。

(3)右心衰竭期:肺淤血及肺水肿使肺小动脉痉挛硬化而出现肺动脉高压,继而引起右心衰竭,患者出现体循环淤血症状,如肝大、上腹胀痛、下肢水肿等。

2.急性病变

轻度二尖瓣反流仅有轻度劳力性呼吸困难。严重反流,病情常短期内迅速加重,患者出现呼吸困难,不能平卧,咯粉红色泡沫痰等急性肺水肿症状,随后可出现肺动脉高压及右心衰竭征象。处理不及时,则心排血量迅速下降出现休克,患者常迅速死亡。

(二)体征

1.慢性病变

(1)代偿期。

心尖冲动:呈高动力型,左心室肥大时向左下移位。

心音:①瓣叶缩短所致的重度关闭不全(如风湿性心脏病),S_1 常减弱。②S_2 分裂,代偿期无肺动脉高压时,由于左心室射血时间缩短,主动脉提前关闭,产生 S_2 分裂,吸气时明显;失代偿产生肺动脉高压后,肺动脉瓣延迟关闭可加重 S_2 分裂。③心尖区可闻及 S_3,出现在第二心音后0.10~0.18秒,是中重度二尖瓣关闭不全的特征性体征,卧位时明显,其产生是由于血液大量快速流入左心室使之充盈过度,引起肥大的左心室壁振动所致。

心脏杂音:心尖区全收缩期吹风样杂音,是二尖瓣关闭不全的典型体征。其强度取决于瓣膜损害程度、反流量及左心房、室压差,可以是整个收缩期强度均等,也可以是收缩中期最强,然后减弱。杂音在左心衰竭致反流量小时可减弱,在吸气时由于膈下降,心脏顺时针转位,回左心血流量减少,杂音相应减弱,呼气时相反。

杂音一般音调高、粗糙、呈吹风样、时限长,累及腱索或乳头肌时呈乐音样。其传导与前后瓣的解剖位置结构和血液反流方向有关,在前交界和前瓣损害时,血液反流至左心房的左后方,杂音可向左腋下和左肩胛间区传导;后交界区和后瓣损害时,血液冲击左心房的右前方,杂音可传导至肺动脉瓣区和主动脉瓣区;前后瓣均损害时,血液反流至左心房前方和左右侧,杂音向整个心前区和左肩胛间部传导。

心尖区舒张中期杂音,系由于发生相对性二尖瓣狭窄所致。通过变形的二尖瓣口血液的速度和流量增加,产生一短促、低调的舒张中期杂音,多在 S_3 之后,无舒张晚期增强,S_3 和它的出现提示二尖瓣关闭不全为中至重度。

(2)失代偿期(左心衰竭期):心前区可触及弥散性搏动,心尖区可闻及舒张期奔马律,全收缩期杂音减弱。

(3)右心衰竭期:三尖瓣区可闻及收缩期吹风样杂音。由于右心衰竭,体静脉血回流障碍产生体循环淤血,患者可有颈静脉曲张、搏动,肝大,肝颈静脉回流征阳性,腹水及下垂性水肿等。

2.急性病变

患者迅速出现左心衰竭,甚至出现肺水肿或心源性休克,常迅速死亡。

四、辅助检查

(一)心电图检查

病情轻者无明显异常,重者 P 波延长,可有双峰,同时左心室肥大、电轴左偏,病程长者心房颤动较常见。急性者,心电图可正常,窦性心动过速常见。

(二)X 线检查

慢性二尖瓣关闭不全早期,左心房、左心室形态正常,晚期左心房、左心室显著增大且与病变严重程度成比例,有不同程度肺淤血及间质水肿,严重者有巨大左心房,肺动脉高压和右心衰竭征象。偶可见瓣膜瓣环钙化,随心脏上下运动,透视可见收缩时左心房膨胀性扩大。

急性者心脏大小正常,反流严重者可有肺淤血及间质水肿征象,1～2 周内左心房、左心室开始扩大,一年还存活者,其左心房、左心室扩大已达慢性患者程度。

(三)超声心动图检查

(1)M 型 UCC:急性者心脏大小正常,慢性者可见左心房、左心室肥大,左心房后壁与室间隔运动幅度增强。

(2)二维 UCG 检查:可确定左心室容量负荷,评价左心室功能和确定大多数病因,可见瓣膜关闭不全,有裂隙,瓣膜增厚变形、回声增强,左心房、左心室肥厚,肺动脉增宽。

(3)多普勒 UCG 检查:可见收缩期血液反流,并可测定反流速度,估计反流量。

(四)心导管检查

一般没有必要,但可评估心功能和二尖瓣关闭不全的程度,确定大多数病因。

五、并发症

急性者较快出现急性左心衰竭,慢性者与二尖瓣狭窄相似,以左心衰竭为主,但出现晚,一旦出现则进展迅速。感染性心内膜炎较常发生(＞20％),体循环栓塞少见,常由感染性心内膜炎引起,心房颤动发生率高达 75％,此时栓塞较常见。

六、诊断与鉴别诊断

(一)诊断

根据典型的心尖区全收缩期吹风样杂音伴有左心房、左心室肥大,诊断应不困难。但应结合起病急缓、患者年龄、病情严重程度、房室肥大情况及相应辅助检查来确定诊断及明确病因。

(二)鉴别诊断

1.相对性二尖瓣关闭不全

由扩大的左心室及二尖瓣环所致，但瓣叶本身活动度好，无增厚、粘连等。杂音柔和，多出现在收缩中晚期。常有高血压、各种原因的主动脉关闭不全或扩张型心肌病、心肌炎、贫血等病因。

2.二尖瓣脱垂

可出现收缩中期喀喇音-收缩晚期杂音综合征。喀喇音是由于收缩中期，拉长的腱索在二尖瓣脱垂到极点时骤然拉紧，瓣膜活动突然停止所致。杂音是由于收缩晚期，瓣叶明显突向左心房，不能正常闭合所致。轻度脱垂时可仅有喀喇音，较重时喀喇音和杂音均有，严重时可只有杂音而无喀喇音。

3.生理性杂音

杂音一般为1～2级，柔和，短促，位于心尖和胸骨左缘。二尖瓣关闭不全的临床表现及实验室检查与血流动力学变化密切相关，血流动力学发展的每一阶段，均可引起相应的临床表现及实验室检查结果。

七、治疗

(一)内科治疗

急性者一旦确诊，经药物改善症状后应立即采取人工瓣膜置换术，以防止变为慢性而影响预后，积极的内科治疗仅为手术争取时间。

慢性患者由于长期无症状，一般仅需定期随访，避免过度的体力劳动及剧烈运动，限制钠盐摄入，保护心功能，对风心病患者积极预防链球菌感染与风湿活动及感染性心内膜炎。如出现心功能不全的症状，应合理应用利尿剂、ACE 抑制剂、洋地黄、β 受体阻滞剂和醛固酮受体拮抗剂。血管扩张剂，特别是减轻后负荷的血管扩张剂，通过降低左心室射血阻力，可减少反流量，增加前向心排血量，从而产生有益的血流动力学作用。慢性患者可用 ACE 抑制剂，急性者可用硝普钠、硝酸甘油或酚妥拉明静脉滴注。洋地黄类药物宜用于心功能 Ⅱ、Ⅲ、Ⅳ 级的患者，对伴有快心室率心房颤动者更有效。晚期的心力衰竭患者可用抗凝药物防止血栓栓塞。心律失常的处理参见相关章节。

(二)外科治疗

人工瓣膜替换术是几乎所有二尖瓣关闭不全病例的首选治疗。对慢性患者,应在左心室功能尚未严重损害和不可逆改变之前考虑手术,过分推迟可增加手术死亡率和并发症。手术指征为:①心功能Ⅲ～Ⅳ级,Ⅲ级为理想指征,Ⅳ级死亡率高,预后差,内科疗法准备后应行手术;②心功能Ⅱ级或以下,缺乏症状者,若心脏进行性肥大,左心功能下降,应行手术;③EF>50%,左心室舒张末期直径<8.0 cm,收缩末期直径<5.0 cm,心排指数>2.0 L/(min·m²),左心室舒张末压<1.6 kPa(12 mmHg),收缩末容积指数<50 mL/m² 患者,适于手术,效果好;④中度以上二尖瓣反流。

八、预后

慢性二尖瓣关闭不全患者代偿期较长,可达 20 年。一旦失代偿,病情进展迅速,心功能恶化,成为难治性心力衰竭。

内科治疗后 5 年生存率为 80%,10 年生存率近 60%,而心功能Ⅳ级患者,内科治疗 5 年生存率仅 45%。

急性二尖瓣关闭不全患者多较快死于急性左心衰竭。

第三节　三尖瓣狭窄

一、病因

三尖瓣狭窄病变较少见,几乎均由风湿病所致,小部分病因有三尖瓣闭锁、右心房肿瘤。临床特征为症状进展迅速,类癌综合征常同时伴有三尖瓣反流;偶尔,右心室流出道梗阻可由心包缩窄、心外肿瘤及赘生物引起。

风湿性三尖瓣狭窄几乎均同时伴有二尖瓣病变,在多数患者中主动脉瓣亦可受累。

二、病理生理

风湿性二尖瓣狭窄的病理变化与二尖瓣狭窄相似,腱索有融合和缩短,瓣叶尖端融合,形成一隔膜样孔隙。

当运动或吸气使三尖瓣血流量增加时及当呼气使三尖瓣血流减少时,右心房和右心室的舒张期压力阶差即增大。若平均舒张期压力阶差超过 0.7 kPa(5 mmHg)时,即足以使平均右心房压升高而引起体静脉淤血,表现为颈静脉充盈、肝大、腹水和水肿等体征。

三、临床表现

(一)症状

三尖瓣狭窄致低心排血量可引起疲乏,体静脉淤血可引起恶心呕吐、食欲缺乏等消化道症状及全身不适感,由于颈静脉搏动的巨大"a"波,使患者感到颈部有搏动感。

(二)体征

主要体征为胸骨左下缘低调隆隆样舒张中晚期杂音,也可伴舒张期震颤,可有开瓣拍击音。增加体静脉回流方法可使之更明显,呼气及 Valsalva 动作使之减弱。

四、辅助检查

(一)X 线检查

主要表现为右心房明显扩大,下腔静脉和奇静脉扩张,但无肺动脉扩张。

(二)心电图检查

示 Ⅱ、V_1 导电压增高;由于多数二尖瓣狭窄患者同时合并有二尖瓣狭窄,故心电图亦常提示双侧心房肥大。

(三)超声心动图检查

其变化与二尖瓣狭窄时观察到的相似,M 型超声心动图常显示瓣叶增厚、前叶的 EF 斜率减慢,舒张期与隔瓣示矛盾运动、三尖瓣钙化和增厚;二维超声心动图对诊断三尖瓣狭窄较有帮助,其特征为舒张期瓣叶呈圆顶状,增厚、瓣叶活动受限。

五、诊断及鉴别诊断

根据典型杂音、心房扩大及体循环淤血的症状和体征,一般即可做出诊断,对诊断有困难者可行右心导管检查,若三尖瓣平均跨瓣舒张压差低于 0.3 kPa(2 mmHg),即可诊断为三尖瓣狭窄。应注意与右心房黏液瘤、缩窄性心包炎等疾病相鉴别。

六、治疗

限制钠盐摄入及应用利尿剂,可改善体循环淤血的症状和体征;如狭窄显著,可行三尖瓣分离术或经皮球囊扩张瓣膜成形术。

第四节 三尖瓣关闭不全

一、病因

三尖瓣关闭不全多为功能性,常继发于左心瓣膜病变致肺动脉高压和右心室扩张,器质性病变者多见于风湿性心脏病,常为联合瓣膜病变。单纯性三尖瓣关闭不全非常少见,见于先天性三尖瓣发育不良、外伤、右心感染性心内膜炎等。

二、病理生理

先天性三尖瓣关闭不全可有以下病变:①瓣叶发育不全或缺如;②腱索、乳头肌发育不全、缺如或延长;③瓣叶、腱索发育尚可,瓣环过大。

后天性单独的三尖瓣关闭不全可发生于类癌综合征。

三尖瓣关闭不全引起的病理变化与二尖瓣关闭不全相似,但代偿期较长;病情若逐渐进展,最终可导致右心室、右心房肥大,右心衰竭。如肺动脉高压显著,则病情发展较快。

三、临床表现

(一)症状

二尖瓣关闭不全合并肺动脉高压时,才出现心排血量减少和体循环淤血的症状。三尖瓣关闭不全合并二尖瓣疾病者,肺淤血的症状可由于三尖瓣关闭不全的发展而减轻,但乏力和其他心排血量减少的症状可更为加重。

(二)体征

主要体征为胸骨左下缘全收缩期杂音,吸气及压肝后可增强;如不伴肺动脉高压,杂音难以闻及。反流量很大时,有第三心音及三尖瓣区低调舒张中期杂音。颈静脉脉波图 V 波(又称回流波,为右心室收缩时,血液回到右心房及大静脉所致)增大;可扪及肝脏搏动。瓣膜脱垂时,在三尖瓣区可闻及非喷射性喀喇音。其淤血体征与右心衰竭相同。

四、辅助检查

(一)X 线检查

可见右心室、右心房增大。右心房压升高者,可见奇静脉扩张和胸腔积液;

有腹水者,横膈上抬。透视时可看到右心房收缩期搏动。

(二)心电图检查

无特征性改变。可示右心室肥厚、劳损右心房肥大;并常有右束支阻滞。

(三)超声心动图检查

可见右心室、右心房增大,上下腔静脉增宽及搏动;二维超声心动图声学造影可证实反流,多普勒可判断反流程度。

五、诊断及鉴别诊断

根据典型杂音,右心室右心房增大及体循环淤血的症状及体征,一般不难做出诊断。应与二尖瓣关闭不全、低位室间隔缺损相鉴别。超声心动图声学造影及多普勒可确诊,并可帮助做出病因诊断。

六、治疗

(1)针对病因的治疗。

(2)由于右心压力低,三尖瓣口血流缓慢,易产生血栓,且三尖瓣置换有较高的手术病死率并且远期存活率低,一般尽量采用三尖瓣成形术来纠正三尖瓣关闭不全。如单纯瓣环扩大、瓣叶病变轻、外伤性乳头肌断裂等可行三尖瓣成形术治疗。成形方法包括瓣环成形术和瓣膜成形术。

第五节 主动脉瓣狭窄

一、病理生理

正常主动脉瓣口面积超过 $3.5\ cm^2$,当瓣口面积减小 $1.5\ cm^2$ 时,为轻度狭窄;$1.0\ cm^2$ 时为中度狭窄;$<1.0\ cm^2$ 时为重度狭窄。主动脉瓣狭窄引起的基本血流动力学改变是收缩期左心室血液流出受阻,进而左心室压力增高,严重时左心房压、肺动脉压、肺毛细血管楔嵌压及右心室压均可上升,心排血量减少,造成心力衰竭和心肌缺血。

(一)左心室壁增厚

主动脉瓣严重狭窄时收缩期左心室血液流出受阻,左心室压力负荷增加,左心室代偿性通过进行性室壁向心性肥厚以平衡左心室收缩压升高,维持正常收缩期室壁应力和左心室心排血量。

(二)左心房肥厚

左心室舒张末压进行性升高后,左心房后负荷增加,左心房代偿性肥厚,肥厚的左心房在舒张末期的强有力收缩有利于左心室的充盈,使左心室舒张末容量增加,达到左心室有效收缩时所需水平,以维持每搏输出量正常。左心房有力收缩也可使肺静脉和肺毛细血管内压力避免持续性增高。

(三)左心室功能衰竭

主动脉瓣狭窄晚期,左心室壁增厚失代偿,左心室舒张末容量增加,最终由于室壁应力增高,心肌缺血和纤维化等导致左心室功能衰竭。

(四)心肌缺血

严重主动脉瓣狭窄引起心肌缺血,机制为:①左心室壁增厚、心室收缩压升高和射血时间延长,增加心肌耗氧。②左心室肥厚,心肌毛细血管密度相对减少。③舒张期心腔内压力增高,压迫心内膜下冠状动脉。④左心室舒张末压升高致舒张期主动脉-左心室压差降低,减少冠状动脉灌注压。

二、临床表现

(一)症状

主动脉瓣狭窄症状出现晚,由于左心室代偿能力较强,相当长的时间内患者可无明显症状,直至瓣口面积小于 $1~cm^2$ 才出现临床症状,主要表现为呼吸困难、心绞痛、晕厥三联征,有15%~20%发生猝死。

1.呼吸困难

劳力性呼吸困难为晚期肺淤血引起的常见首发症状,见于90%的有症状患者,主要由于左心室顺应性降低和左心室扩大,左心室舒张期末压力和左心房压力上升,引起肺毛细血管楔嵌压和肺动脉高压所致,以后随着病程发展,可发生夜间阵发性呼吸困难、端坐呼吸和急性肺水肿。

2.心绞痛

见于60%有症状患者,常由运动诱发,休息后缓解,多为劳力性心绞痛。主要由于瓣口严重狭窄,心排血量下降,平均动脉压降低,使冠状动脉血流量减少,活动时不足以代偿增加的耗氧量,造成心肌缺血缺氧。极少数由瓣膜的钙质栓塞冠状动脉引起。

3.晕厥

轻者为黑蒙,可为首发症状。多发生于直立、运动中或运动后即刻,由于脑缺血引起。机制为:运动时周围血管扩张,而狭窄的主动脉瓣口限制心排血量的增加;运动致心肌缺血加重,使左心室收缩功能降低,心排血量减少;运动时左心室收缩压急剧上升,过度激活心室内压力感受器,通过迷走神经传入纤维兴奋血管减压反应,导致外周血管阻力降低;运动停止后回心血量减少,左心室充盈量及心排血量进一步减少;休息后由于心律失常导致心排血量骤减也可导致晕厥。

4.其他症状

主动脉瓣狭窄晚期可出现心排血量降低的各种表现,如明显的疲乏、虚弱、周围性发绀。血栓栓塞及胃肠道出血主要多见于老年退行性主动脉瓣钙化男性患者,妇女少见。

(二)体征

1.视诊

心尖冲动位置正常或在腋中线以内,为缓慢的抬举样心尖冲动,若心尖冲动很活跃,则提示同时合并有主动脉瓣或二尖瓣关闭不全。

2.触诊

心尖区可触及收缩期抬举样搏动,左侧卧位时可呈双重搏动,第 1 次为心房收缩以增加左心室充盈,第 2 次为心室收缩,持续而有力。心底部可触及收缩期震颤,在坐位、胸部前倾、深呼气后屏气时易触及,胸骨上窝、颈动脉和锁骨下动脉处也可触及。

脉搏较特殊,为细脉或迟脉,与强有力的心尖冲动不相称,脉率较低,在心力衰竭时可低于 70 次/分。

3.叩诊

心浊音界正常,心力衰竭时向左扩大。

4.听诊

(1)胸骨右缘第 2 肋间可听到低调、粗糙、响亮的喷射性收缩期杂音,呈递增、递减型,第一心音后出现,收缩中期达到最响,以后逐渐减弱,主动脉瓣关闭前终止。胸骨右缘第 2 肋间或胸骨左缘第 3 肋间最响,杂音向颈动脉及锁骨下动脉传导,有时向胸骨下端或心尖区传导。通常杂音越长、越响,收缩高峰出现越迟,主动脉瓣狭窄越严重。合并心力衰竭时,通过瓣口的血流速度减慢,杂音变轻而短促。主动脉瓣狭窄杂音在吸入亚硝酸异戊酯或平卧时增强,在应用升压药或站立时减轻。

（2）瓣膜活动受限或钙化明显时，主动脉瓣第二心音减弱或消失，也可出现第二心音逆分裂。

（3）左心室扩大和左心衰竭时可闻及第三心音（舒张期奔马律）。

（4）左心室肥厚和舒张期末压力升高时，肥厚的左心房强有力收缩产生心尖区明显的第四心音。

三、辅助检查

（一）X 线检查

左心缘圆隆，心影不大。升主动脉根部发生狭窄后扩张，透视下可见主动脉瓣钙化。晚期心力衰竭时左心室明显扩大，左心房扩大，肺动脉主干突出，肺静脉增宽及肺淤血的征象。

1.左心室增大

心尖部下移和/或左心室段圆隆是左心室增大的轻度早期征象。由于左心室增大，心脏向右呈顺钟向转位，心脏呈"主动脉"型。

2.升主动脉扩张

升主动脉根部因长期血流的急促喷射而发生狭窄后梭形扩张，使右上纵隔膨凸，侧位透视下可见主动脉钙化。

3.肺淤血征象

晚期心力衰竭可出现左心室明显扩大，左心房扩大，肺动脉主干突出，肺静脉增宽及肺淤血的征象，表现为肺纹理普遍增多、增粗，边缘模糊，以中下肺野明显；肺门影增大，上肺门影增宽明显；肺野透光度降低；肺内含铁血黄素沉着、钙化。

（二）心电图检查

大约 85％患者有左心室肥厚的心电图表现，伴有继发性 ST-T 改变，左心房肥厚、房室阻滞、室内阻滞（左束支传导阻滞或左前分支阻滞）、心房颤动及室性心律失常。

多数患者左胸导联中 T 波倒置，并有轻度 ST 段压低，是左心室收缩期负荷过重的表现。左胸导联中的 S-T 段压低超过 0.3 mV，提示存在严重的左心室肥厚。左心房肥厚心电图表现为 V_1 导联 P 波的负性部分明显延迟（图 4-8）。其他心电图表现如房室阻滞主要是钙化浸润范围从主动脉瓣扩大到传导系统，在男性主动脉瓣钙化中较多见。

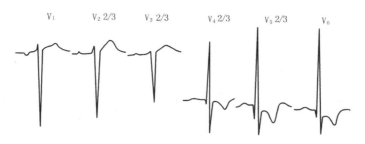

图 4-8 主动脉狭窄时心电图改变

V~4~6~导联 R 波异常增大;ST 段呈下斜型下降;T 波倒置

(三)超声心动图检查

M 型超声诊断此病不敏感和缺乏特异性。二维超声心动图探测主动脉瓣异常敏感,有助于显示瓣叶数目、大小、增厚、钙化、瓣环大小、瓣口大小和形状等。彩色多普勒测定通过主动脉瓣的最大血流速度,可计算平均和跨膜压差及瓣口面积,对瓣膜狭窄程度进行评价。

1.M 型超声检查

可见主动脉瓣叶增厚、钙化、开放受限,瓣膜开放幅度<15 mm,瓣叶回声增强提示瓣膜钙化。

2.二维超声检查

可观察左心室向心性肥厚,主动脉瓣收缩呈向心性穹形运动,并能明确先天性瓣膜畸形、鉴别瓣膜狭窄原因。

3.多普勒超声检查

多普勒超声可准确测定主动脉瓣口流速,计算跨瓣压力阶差,评价瓣膜狭窄程度。彩色多普勒超声可帮助区别二尖瓣反流和主动脉狭窄的血流。连续多普勒超声提示主动脉瓣流速超过 2 m/s,又无过瓣血流增加(如主动脉瓣反流、动脉导管未闭等)时,是诊断主动脉瓣狭窄的根据之一。

(四)心导管检查

当超声心动图不能确定狭窄程度并考虑人工瓣膜置换时,应行心导管检查。将导管经股动脉置于主动脉根部及左心室,可探测左心室腔与主动脉收缩期压力阶差,并可推算出主动脉瓣口面积,从而明确狭窄程度。但对于重度主动脉瓣狭窄患者,应将导管经股静脉送入右心,经房间隔穿刺进入左心室,测左心室-主动脉收缩期峰压差。如怀疑合并冠状动脉病变,应同时行冠脉造影。

四、诊断及鉴别诊断

发现主动脉瓣狭窄典型的心底部喷射样收缩期杂音及震颤,即可诊断主动脉瓣狭窄。超声心动图检查可明确诊断。

(一)主动脉瓣收缩期杂音与下列疾病相鉴别

1.二尖瓣关闭不全

心尖区全收缩期吹风样杂音,向左腋下传导;吸入亚硝酸异戊酯后杂音减弱。第一心音减弱,主动脉瓣第二心音正常。

2.三尖瓣关闭不全

胸骨左缘下端闻及高调的全收缩期杂音,吸气时回心血量增加可使杂音增强,呼气时减弱。

3.肺动脉瓣狭窄

于胸骨左缘第 2 肋间可闻及粗糙响亮的收缩期杂音,常伴收缩期喀喇音,肺动脉瓣区第二心音减弱并分裂,主动脉瓣区第二心音正常。

4.主动脉扩张

见于各种原因如高血压、梅毒所致的主动脉扩张。可在胸骨右缘第 2 肋间闻及短促的收缩期杂音,主动脉瓣区第二心音正常或亢进,无第二心音分裂。

(二)主动脉瓣狭窄还应与其他左心室流出道梗阻性疾病相鉴别

1.先天性主动脉瓣上狭窄

杂音最响在右锁骨下,杂音和震颤明显传导至胸骨右上缘和右颈动脉,喷射音少见。

2.先天性主动脉瓣下狭窄

常合并轻度主动脉瓣关闭不全,无喷射音,第二心音非单一性。

3.肥厚梗阻性心肌病

杂音为收缩中晚期喷射性杂音,胸骨左缘最响,不向颈部传导。

五、并发症

(一)感染性心内膜炎

多见于先天性二叶式主动脉瓣狭窄,老年妇女钙化性主动脉瓣狭窄发病率较男性低,合并感染性心内膜炎危险性亦较低。

(二)心律失常

10％患者可发生心房颤动,致左心房压升高和心排血量明显减少,可致严重低血压、晕厥或肺水肿。左心室肥厚、心内膜下心肌缺血或冠状动脉栓塞可致室性心律失常。

(三)充血性心力衰竭

50%～70%的患者死于心力衰竭。发生左心衰竭后,自然病程明显缩短,因此终末期的右心衰竭少见。

(四)心脏性猝死

多发生于先前有症状者,无症状者发生猝死少见。

(五)胃肠道出血

15%～25%的患者有胃肠道血管发育不良,可合并胃肠道出血。多见于老年患者,出血为隐匿性或慢性。人工瓣膜置换术后出血停止。

六、治疗

无症状的轻度狭窄患者每2年复查一次,应包括超声心动图定量测定,中重度狭窄的患者应避免体力活动,每6～12个月复查一次。

(一)内科并发症治疗

1.心律失常

因左心房增大,约10%患者可发生房性心律失常,如有频发房性期前收缩,应积极给予抗心律失常药物以预防心房颤动的发生。主动脉瓣狭窄的患者不能耐受心房颤动,一旦出现,病情会迅速恶化,发生低血压、心绞痛或心电图显示心肌缺血,故应及时用电转复或药物转复为窦性心律。其他有症状或影响血流动力学的心律失常也应积极治疗。

2.感染性心内膜炎

对于风湿性心脏病患者,应积极预防风湿热。如已合并亚急性或急性感染性心内膜炎,治疗同二尖瓣关闭不全。

3.心力衰竭

应限制钠盐摄入,使用洋地黄制剂和利尿药。利尿药使用需慎重,因过度利尿使血容量减少,降低主动脉瓣狭窄患者心排血量,导致严重的直立性低血压。扩张小动脉药物也应慎用,以防血压过低。

(二)介入治疗——经皮球囊主动脉瓣成形术

由于经皮球囊主动脉瓣成形术(PBAV)操作死亡率3%,1年死亡率45%,故临床上应用远远不如PBMV,它主要治疗对象为高龄、有心力衰竭和手术高危患者,对于不适于手术治疗的严重钙化性主动脉瓣狭窄的患者仍可改善左心室功能和症状。

适应证:①儿童和青年的先天性主动脉瓣狭窄;②不能耐受手术者;③重度狭窄危及生命;④明显狭窄伴严重左心功能衰竭的手术过渡;⑤手术禁忌的老年主动脉瓣狭窄钙化不重的患者。

常用方法是经皮股动脉穿刺后将球囊导管沿动脉逆行送至主动脉瓣,用生理盐水与造影剂各半的混合液体充盈球囊,裂解钙化结节,伸展主动脉瓣环和瓣叶,撕裂瓣叶和分离融合交界处,减轻狭窄和症状。成形术后主动脉瓣口面积一般可比术前增加 $0.2\sim0.4$ cm²,术后再狭窄率为 $42\%\sim83\%$。

(三)外科治疗

治疗关键是解除主动脉瓣狭窄,降低跨瓣压力阶差。常用有两种手术方法:一是人工瓣膜置换术;二是直视下主动脉瓣交界分离术。

1.人工瓣膜置换术

人工瓣膜置换术为治疗成人主动脉瓣狭窄的主要方法。重度狭窄[瓣口面积<0.75 cm² 或平均跨瓣压差 6.7 kPa(50 mmHg)]伴心绞痛、晕厥或心力衰竭症状为手术的主要指征。无症状的重度狭窄患者,如伴有进行性心脏增大和明显左心室功能不全,也应考虑手术。术前多常规做冠状动脉造影,如合并冠心病,需同时做冠状动脉旁路移植术(CABG)。

手术适应证:①有症状,重度主动脉瓣狭窄,或跨瓣压差>6.7 kPa(50 mmHg);②重度主动脉瓣狭窄合并冠心病需冠状动脉旁路移植术治疗;③重度主动脉瓣狭窄,同时合并升主动脉或其他心脏瓣膜病变需手术治疗;④冠心病、升主动脉或心脏瓣膜病变需手术治疗,同时合并中度主动脉瓣狭窄[平均压差$4.0\sim6.7$ kPa($30\sim50$ mmHg),或流速 $3\sim4$ m/s](分级Ⅱa);⑤无症状,重度主动脉瓣狭窄,同时有左心室收缩功能受损表现(分级Ⅱa);⑥无症状,重度主动脉瓣狭窄,但活动后有异常表现,如低血压(分级Ⅱa)。

手术禁忌证:晚期合并重度右心衰竭,经内科治疗无效;心功能 4 级及 75 岁以上高龄患者;严重心力衰竭合并冠状动脉病变者。

手术死亡率小于 2%,主动脉瓣机械瓣替换术后,患者平均年龄 57 岁时,5 年生存率 80% 左右,10 年生存率在 60%。生物瓣替换术后,患者平均年龄 74 岁时,5 年生存率 70%,10 年生存率 35%。术后的远期预后优于二尖瓣疾病和主动脉瓣关闭不全的换瓣患者。

2.直视下主动脉瓣交界分离术

适用于儿童和青少年先天性主动脉瓣狭窄且无钙化者。妇女主动脉瓣狭窄患者多行介入治疗及换瓣术,行直视下主动脉瓣交界分离术者少见。

第六节　主动脉瓣关闭不全

一、病理生理

主动脉瓣关闭不全引起的基本血流动力学障碍是舒张期左心室内压力大大低于主动脉,故大量血液反流回左心室,使左心室舒张期负荷加重,左心室舒张期末容积逐渐增大,容量负荷过度。早期收缩期左心室每搏量增加,射血分数正常,晚期左心室进一步扩张,心肌肥厚,当左心室收缩减弱时,每搏量减少,左心室舒张期末压力升高,最后导致左心房、肺静脉和肺毛细血管压力升高,出现肺淤血。主动脉瓣反流明显时,主动脉舒张压明显下降,冠脉灌注压降低,心肌供血减少,进一步使心肌收缩力减弱。

(一)左心室容量负荷过度

主动脉瓣关闭不全时,左心室在舒张期除接纳从左心房流入的血液外,还接受从主动脉反流的血液,造成左心室舒张期充盈量过大,容量负荷过度。左心室的代偿能力是影响病理生理改变的重要因素,也决定了急、慢性主动脉瓣关闭不全血流动力学障碍的明显差异。

1.急性主动脉瓣关闭不全

左心室顺应性及心腔大小正常,面对舒张期急剧增加的充盈量,左心室来不及发生代偿性扩张和肥大,导致舒张期充盈压显著增高,迫使左心房压、肺静脉和肺毛细血管压力升高,引起呼吸困难和肺水肿,并导致肺动脉高压和右心功能障碍,此时患者表现出体循环静脉压升高和右心衰竭的症状和体征。

当左心室舒张末期压力超过 $4.0\sim5.3$ kPa($30\sim40$ mmHg)时,可使二尖瓣提前关闭,对肺循环有一定的保护作用,但效力有限。由于急性者左心室舒张末容量仅能有限的增加,即使左心室收缩功能正常或增加,并有代偿性心动过速,心排血量仍减少。

2.慢性主动脉瓣关闭不全

主动脉反流量逐渐增大,左心室充分发挥代偿作用,通过 Frank-Starling 定律调节左心室容量-压力关系,使总的左心室每搏输出量增加。长期左心室舒张期充盈过度,使心肌纤维被动牵张,刺激左心室发生离心性心肌肥大,心脏重量明显增加,心腔明显扩大。

代偿期扩张肥大的心肌收缩力增强,能充分将心腔内血液排出,每搏量明显增加,前向血流量、射血分数及收缩末期容量正常。

由于主动脉反流血量过大及肥大心肌退行性变和纤维化,左心室舒张功能受损。当左心室容量负荷超过心肌的代偿能力时,进入失代偿期。此时,心肌顺应性降低,心室舒张速度减慢,左心室舒张末压升高,左心房压和肺循环压力升高,引起肺淤血和呼吸困难。同时,心肌收缩力减弱,每搏量减少,前向血流量及射血分数降低。左心室收缩末期容量增加是左心收缩功能障碍的敏感指标之一。

(二)脉压增宽

慢性主动脉瓣关闭不全时,因左心室充盈量增加,每搏量增加,主动脉收缩压升高,而舒张期血液向左心室反流又使主动脉舒张压降低,压差增大。当主动脉舒张压＜6.7 kPa(50 mmHg)时,提示有严重的主动脉瓣关闭不全。急性主动脉瓣关闭不全时,因心肌收缩功能受损,主动脉收缩压不高甚至降低,而左心室舒张末压明显升高,主动脉舒张压正常或轻度降低,压差可接近正常。

(三)心肌供血减少

由于主动脉舒张压降低和左心室舒张压升高,冠状动脉灌注压降低;左心室壁张力增加压迫心肌内血管,使心肌供血减少。交感神经兴奋反射性引起心率加快及心肌肥大和室壁张力增加又再次增加心肌耗氧量,故主动脉瓣关闭不全患者可出现心肌缺血和心绞痛,多出现在主动脉瓣关闭不全的晚期。

二、临床表现

(一)症状

主动脉瓣关闭不全患者一旦出现症状(表 4-2),往往有不可逆的左心功能不全。

表 4-2　重度主动脉瓣关闭不全典型体征

视诊及触诊	
de Musset's sign	伴随每次心搏的点头征,由于动脉搏动过强所致
Muller's sign	腭垂的搏动或摆动
Quincke's sign	陷落脉或水冲脉,即血管突然短暂的充盈及塌陷
听诊	
Hill's sign	袖带测压时,上下肢收缩压相差 8.0 kPa(60 mmHg),正常时<2.7 kPa(20 mmHg)
Traube's sign	股动脉收缩音及舒张音增强,即枪击音
Duroziez's sign	用听诊器轻压股动脉产生的杂音
De tambour 杂音	第二心音增强,带有铃声特点,常见于梅毒性主动脉瓣反流

1.心悸和头部搏动

心脏冲动的不适感可能是最早的主诉,由于左心室明显增大,左心室每搏量明显增加,患者常感受到强烈的心悸。情绪激动或体力活动引起心动过速时,每搏量增加明显,此时症状更加突出。由于脉压显著增大,患者常感身体各部有强烈的动脉搏动感,尤以头颈部为甚。

2.呼吸困难

劳力性呼吸困难出现表示心脏储备能力已经降低,以后随着病情进展,可出现端坐呼吸和夜间阵发性呼吸困难,在合并二尖瓣病变时此症状更加明显。

3.胸痛

由于冠脉灌注主要在舒张期,所以主动脉舒张压决定了冠脉流量。重度主动脉瓣关闭不全患者舒张压明显下降,特别是夜间睡眠时心率减慢,舒张压下降进一步加重,冠脉血流更加减少。此外,胸痛发作还可能与左心室射血时引起升主动脉过分牵张或心脏明显增大有关。

4.眩晕

当快速变换体位时,可出现头晕或眩晕,晕厥较少见。

5.其他

如疲乏、过度出汗,尤其在夜间心绞痛发作时出现,可能与自主神经系统改变有关。晚期右心衰竭时可出现食欲缺乏、腹胀、下肢水肿、胸腔积液、腹水等。

(二)体征

1.视诊

颜面较苍白,头部随心脏搏动频率上下摆动;指(趾)甲床可见毛细血管搏动征;心尖冲动向左下移位,范围较广,且可见有力的抬举样搏动;右心衰竭时可见颈静脉曲张。

2.触诊

(1)颈动脉搏动明显增强,并呈双重搏动。

(2)主动脉瓣区及心底部可触及收缩期震颤,并向颈部传导。胸骨左下缘可触及舒张期震颤。

(3)颈动脉、桡动脉可触及水冲脉,即脉搏呈现高容量并迅速下降的特点,尤其是将患者前臂突然高举时更为明显。

(4)肺动脉高压和右心衰竭时,可触及增大的肝脏,肝颈静脉回流征可阳性,下肢凹性水肿。

3.叩诊

心界向左下扩大。

4.听诊

(1)主动脉舒张期杂音,为一与第二心音同时开始的高调叹气样递减型舒张早期杂音,坐位并前倾和深呼气时明显。一般主动脉瓣关闭不全越严重,杂音的时间越长,响度越大。轻度反流时,杂音限于舒张早期,音调高。中度或重度反流时,杂音粗糙,为全舒张期。杂音为音乐时,提示瓣叶脱垂、撕裂或穿孔。

(2)心底部及主动脉瓣区常可闻及收缩期喷射性杂音,较粗糙,强度 2/6~4/6 级,可伴有震颤,向颈部及胸骨上凹传导,为极大的每搏量通过畸形的主动脉瓣膜所致,并非由器质性主动脉瓣狭窄所致。

(3)Austin-Flint 杂音:心尖区常可闻及一柔和、低调的隆隆样舒张中期或收缩前期杂音,即 Austin-Flint 杂音,此乃由于主动脉瓣大量反流,冲击二尖瓣前叶,使其振动和移位,引起相对性二尖瓣狭窄;同时主动脉瓣反流与左心房回流血液发生冲击、混合,产生涡流所致。此杂音在用力握拳时增强,吸入亚硝酸异戊酯时减弱。

(4)当左心室明显扩大时,由于乳头肌外移引起功能性二尖瓣反流,可在心尖区闻及全收缩期吹风样杂音,向左腋下传导。

(5)心音:第一心音减弱,第二心音主动脉瓣成分减弱或缺如,但梅毒性主动脉炎时常亢进。由于舒张早期左心室快速充盈增加,心尖区常有第三心音。

(6)周围血管征听诊:股动脉枪击音;股动脉收缩期和舒张期双重杂音;脉压增大。

三、辅助检查

(一)X 线检查

急性期心影多正常,常有肺淤血或肺水肿征。慢性主动脉瓣关闭不全常有以下特点。

(1)左心室明显增大,心脏呈主动脉型。

(2)升主动脉普遍扩张,可以波及主动脉弓。

(3)透视下主动脉搏动明显增强,与左心室搏动配合呈"摇椅样"摆动。

(4)左心房可增大,肺动脉高压或右心衰竭时,右心室增大并可见肺静脉充血、肺间质水肿。

(二)心电图检查

轻度主动脉瓣关闭不全者心电图可正常。严重者可有左心室肥大和劳损,电轴左偏。Ⅰ、aVL、$V_{5\sim6}$ 导联 Q 波加深,ST 段压低和 T 波倒置;晚期左心房增大,也可有束支阻滞(图 4-9)。

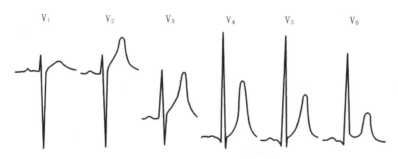

图 4-9 主动脉关闭不全示心电图改变

V_5、V_6 导联出现深 Q 波,R 波增大,S-T 段抬高,T 波增大

(三)超声心动图检查

对主动脉瓣关闭不全及左心室功能评价很有价值,还可显示二叶式主动脉瓣、瓣膜脱垂、破裂或赘生物形成及升主动脉夹层等,有助于病因的判断。

1.M 型超声检查

显示舒张期二尖瓣前叶和室间隔纤细扑动,为主动脉瓣关闭不全的可靠诊断征象。但敏感度低。

2.二维超声检查

可显示瓣膜和升主动脉根部的形态改变,可见主动脉瓣增厚,舒张期关闭对合不佳,有助于病因确定。

3.彩色多普勒超声

由于舒张早期主动脉压和左心室舒张压间的高压差,主动脉瓣反流导致很高流速(超过4 m/s)的全舒张期湍流。彩色多普勒超声探头在主动脉瓣的心室侧可探及全舒张期高速血流,为最敏感的确定主动脉瓣反流方法,并可通过计算反流量与每搏量的比例,判断其严重程度。

(四)主动脉造影

当无创技术不能确定反流程度并且考虑外科治疗时,可行选择性主动脉造影,可半定量反流程度。

升主动脉造影提示:舒张期造影剂反流至左心室,可以显示左心室扩大。根据造影剂反流量可以估计关闭不全的程度。①Ⅰ度:造影剂反流仅限于主动脉口附近,一次收缩即可排出。②Ⅱ度:造影剂反流于左心室中部,一次收缩即可排出。③Ⅲ度:造影剂反流于左心室全部,一次收缩不能全部排出。

(五)磁共振显像

诊断主动脉疾病如主动脉夹层极准确。可目测主动脉瓣反流射流,可半定量反流程度,并能定量反流量和反流分数。

四、诊断和鉴别诊断

发现典型的主动脉瓣关闭不全的舒张期杂音伴周围血管征即可诊断,超声心动图可明确诊断。主动脉瓣舒张早期杂音应与下列杂音和疾病鉴别。

(一)Graham Steell 杂音

见于严重肺动脉高压伴肺动脉扩张所致肺动脉瓣关闭不全,常有肺动脉高压体征,如胸骨左缘抬举样搏动、第二心音肺动脉瓣成分亢进等。

(二)肺动脉瓣关闭不全

胸骨左缘舒张期杂音吸气时增强,用力握拳时无变化。颈动脉搏动正常,肺动脉瓣区第二心音亢进,心电图示右心房和右心室肥大,X线检查示肺动脉主干突出。多见于二尖瓣狭窄及房间隔缺损。

(三)冠状动静脉瘘

可闻及主动脉瓣区舒张期杂音,但心电图及X线检查多正常,主动脉造影可见主动脉与右心房、冠状窦或右心室之间有交通。

(四)主动脉窦瘤破裂

杂音与主动脉瓣关闭不全相似,但有突发性胸痛,进行性右心功能衰竭,主动脉造影及超声心动图检查可确诊。

五、并发症

(1)充血性心力衰竭:为主动脉瓣关闭不全的主要死亡原因。一旦出现心功能不全的症状,往往在2~3年内死亡。

(2)感染性心内膜炎:较常见。

(3)室性心律失常:较常见。

六、治疗

(一)内科治疗

1.预防感染性心内膜炎

避免上呼吸道感染及全身感染,防止发生心内膜炎。

2.控制充血性心力衰竭

避免过度的体力劳动及剧烈运动,限制钠盐摄入。无症状患者出现左心室扩大,特别是 EF 降低时,应给予地高辛。

3.控制高血压

控制高血压至关重要,因为它可加重反流程度。当伴发升主动脉根部扩张时,高血压也可促进主动脉夹层的发生。目前研究证实,应用血管扩张药特别是血管紧张素转换酶抑制药(ACEI)能防止或延缓左心扩大,逆转左心室肥厚,防止心肌重构。

(二)外科治疗

主动脉瓣关闭不全,一旦心脏失去代偿功能,病情将急转直下,多数在出现心力衰竭后2年内死亡。主动脉瓣关闭不全的彻底治疗方法是主动脉瓣置换术。最佳的手术时机为左心室功能衰竭刚刚开始即严重心力衰竭发生之前手术,或虽无症状,但左心室射血分数低于正常和左心室舒张末期内径>60 mm 左右,应进行手术治疗。

对于左心室功能正常而无症状的患者,心脏结构改变不明显的应密切随诊,每6个月复查超声心动图及时发现手术时机。一旦出现症状或出现左心室功能衰竭或左心室明显增大应及时手术。

1.人工瓣膜置换术

风湿性和绝大多数其他病因引起的主动脉瓣关闭不全均宜施行瓣膜置换术。分机械瓣和生物瓣两种。心脏明显扩大、长期左心功能不全的患者,手术死亡率约为10％,尽管如此,由于药物治疗的预后较差,即使有左心衰竭也应考虑手术治疗。

2.瓣膜修复术

较少用,通常不能完全消除主动脉瓣反流,仅适用于感染性心内膜炎主动脉瓣赘生物或穿孔、主动脉瓣与其瓣环撕裂。由于升主动脉动脉瘤使瓣环扩张所致的主动脉瓣关闭不全,可行瓣环紧缩成形术。

3.急性主动脉瓣关闭不全的治疗

严重急性主动脉瓣关闭不全迅速发生急性左心功能不全、肺水肿和低血压,极易导致死亡,故应在积极内科治疗的同时,及早采用手术治疗,以挽救患者的生命。术前应静脉滴注正性肌力药物如多巴胺或多巴酚丁胺和血管扩张药如硝普钠,以维持心功能和血压。

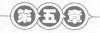

高血压

第一节　原发性高血压

高血压是一种以体循环动脉压升高为主要表现的临床综合征,是最常见的心血管疾病。可分为原发性及继发性两大类。在绝大多数患者中,高血压的病因不明,称之为原发性高血压,又称高血压病,占总高血压患者的95%以上;在不足5%的患者中,血压升高是某些疾病的一种临床表现,本身有明确而独立的病因,称之为继发性高血压。

我国高血压的发病率较高,1991年全国高血压的抽样普查显示,血压>18.7/12.0 kPa(140/90 mmHg)的人占13.49%,美国>18.7/12.0 kPa(140/90 mmHg)的人占24%。在我国高血压的致死率和致残率也较高。

我国高血压的知晓率、治疗率和控制率均较低。据2000年的资料,我国高血压的知晓率为26.3%;治疗率为21.2%,控制率为2.8%。

一、病因和发病机制

原发性高血压的病因尚未完全阐明,目前认为是在一定的遗传背景下由于多种后天环境因素作用使正常血压调节机制失代偿所致。

(一)遗传和基因因素

高血压病有明显的遗传倾向,据估计人群中至少20%的血压变异是由遗传决定的。流行病学研究提示高血压发病有明显的家族聚集性。双亲无高血压、一方有高血压或双亲均有高血压,其子女高血压发生率分别为3%、28%和46%。单卵双生的同胞血压一致性较双卵双生同胞更为明显。

(二)环境因素

高血压可能是遗传易感性和环境因素相互影响的结果。体重超重、膳食中高盐和中度以上饮酒是国际上已确定且亦为我国的流行病学研究证实的与高血压发病密切相关的危险因素。

国人平均体重指数（BMI）中年男性和女性分别为 21～24.5 和 21～25，近10 年国人的 BMI 均值及超重率有增加的趋势。BMI 与血压呈显著相关，前瞻性研究表明，基线 BMI 每增加 1 kg/m^2，高血压的发生危险 5 年内增加 9%。每天饮酒量与血压呈线性相关。

膳食中钠盐摄入量与人群血压水平和高血压病患病率呈显著相关性。每天为满足人体生理平衡仅需摄入 0.5 g 氯化钠。国人食盐量每天北方为 12～18 g，南方为 7～8 g，高于西方国家。每人每天食盐平均摄入量增加 2 g，收缩压和舒张压分别增高 0.3 kPa(2.0 mmHg) 和 0.16 kPa(1.2 mmHg)。我国膳食钙摄入量低于中位数人群中，膳食钠/钾比值亦与血压呈显著相关。

(三)交感神经活性亢进

交感神经活性亢进是高血压发病机制中的重要环节。动物实验表明，条件反射可形成狗的神经精神源性高血压。长期处于应激状态如从事驾驶员、飞行员、外科医师、会计师、电脑等职业者高血压的患病率明显增加。原发性高血压患者中约 40% 循环中儿茶酚胺水平升高。长期的精神紧张、焦虑、压抑等所致的反复应激状态及对应激的反应性增强，使大脑皮质下神经中枢功能紊乱，交感神经和副交感神经之间的平衡失调，交感神经兴奋性增加，其末梢释放儿茶酚胺增多。

(四)肾素-血管紧张素-醛固酮系统

体内存在两种 RAAS，即循环 RAAS 和局部 RAAS。血管紧张素Ⅱ（AngⅡ）是循环 RAAS 的最重要成分，通过强有力的直接收缩小动脉或通过刺激肾上腺皮质球状带分泌醛固酮而扩大血容量，或通过促进肾上腺髓质和交感神经末梢释放儿茶酚胺，均可显著升高血压。此外，体内其他激素如糖皮质激素、生长激素、雌激素等升高血压的途径亦主要经 RAAS 而产生。近年来发现，很多组织，例如血管壁、心脏、中枢神经、肾脏肾上腺中均有 RAAS 各成分的 mRNA表达，并有 AngⅡ受体和盐皮质激素受体存在。

引起 RAS 激活的主要因素有：肾灌注减低，肾小管内液钠浓度减少，血容量降低，低钾血症，利尿剂及精神紧张，寒冷，直立运动等。

目前认为，醛固酮在 RAAS 中占有不可缺少的重要地位。它具有依赖于AngⅡ的一面，又有不完全依赖于 AngⅡ的独立作用，特别是在心肌和血管重塑方面。它除了受 AngⅡ 的调节外,还受低钾、ACTH 等的调节。

(五)血管重塑

血管重塑既是高血压所致的病理改变,也是高血压维持的结构基础。血管壁具有感受和整合急、慢性刺激并做出反应的能力,其结构处于持续的变化状态。高血压伴发的阻力血管重塑包括营养性重塑和肥厚性重塑两类。血压因素、血管活性物质和生长因子及遗传因素共同参与了高血压血管重塑的过程。

(六)内皮细胞功能受损

血管管腔的表面均覆盖着内皮组织,其细胞总数几乎和肝脏相当,可看做人体内最大的脏器之一。内皮细胞不仅是一种屏障结构,而且具有调节血管舒缩功能、血流稳定性和血管重塑的重要作用。血压升高使血管壁剪切力和应力增加,去甲肾上腺素等血管活性物质增多,可明显损害内皮及其功能。内皮功能障碍可能是高血压导致靶器官损害及其并发症的重要原因。

(七)胰岛素抵抗

高血压病患者中约有半数存在胰岛素抵抗现象。胰岛素抵抗指的是机体组织对胰岛素作用敏感性和/或反应性降低的一种病理生理反应,还使血管对体内升压物质反应增强,血中儿茶酚胺水平增加。高胰岛素血症可影响跨膜阳离子转运,使细胞内钙升高,加强缩血管作用。此外,还可影响糖、脂代谢及脂质代谢。上述这些改变均能促使血压升高,诱发动脉粥样硬化病变。

二、病理解剖

高血压的主要病理改变是动脉的病变和左心室的肥厚。随着病程的进展,心、脑、肾等重要脏器均可累及,其结构和功能因此发生不同程度的改变。

(一)心脏

高血压病引起的心脏改变主要包括左心室肥厚和冠状动脉粥样硬化。血压升高和其他代谢内分泌因素引起心肌细胞体积增大和间质增生,使左心室体积和重量增加,从而导致左心室肥厚。血压升高和冠状动脉粥样硬化有密切的关系。冠状动脉粥样硬化病变的特点为动脉壁上出现纤维素性和纤维脂肪性斑块,并有血栓附着。随斑块的扩大和管腔狭窄的加重,可产生心肌缺血;斑块的破裂、出血及继发性血栓形成等可堵塞管腔造成心肌梗死。

(二)脑

脑小动脉尤其颅底动脉环是高血压动脉粥样硬化的好发部位,可造成脑卒中,颈动脉的粥样硬化可导致同样的后果。近半数高血压病患者脑内小动脉有许多微小动脉瘤,这是导致脑出血的重要原因。

(三)肾

高血压持续 5～10 年,即可引起肾脏小动脉硬化(弓状动脉硬化及小叶间动脉内膜增厚,入球小动脉玻璃样变),管壁增厚,管腔变窄,进而继发肾实质缺血性损害(肾小球缺血性皱缩、硬化,肾小管萎缩,肾间质炎性细胞浸润及纤维化),造成良性小动脉性肾硬化症。良性小动脉性肾硬化症发生后,由于部分肾单位被破坏,残存肾单位为代偿排泄废物,肾小球即会出现高压、高灌注及高滤过("三高"),而此"三高"又有两面性,若持续存在又会促使残存肾小球本身硬化,加速肾损害的进展,最终引起肾衰竭。

三、临床特点

(一)血压变化

高血压病初期血压呈波动性,血压可暂时性升高,但仍可自行下降和恢复正常。血压升高与情绪激动、精神紧张、焦虑及体力活动有关,休息或去除诱因血压便下降。随病情迁延,尤其是在并发靶器官损害或有合并症之后,血压逐渐呈稳定和持久升高,此时血压仍可波动,但多数时间血压处于正常水平以上,情绪和精神变化可使血压进一步升高,休息或去除诱因并不能使之满意下降和恢复正常。

(二)症状

大多数患者起病隐袭,症状缺如或不明显,仅在体检或因其他疾病就医时才被发现。有的患者可出现头痛、心悸、后颈部或颞部搏动感,还有表现为神经官能症状如失眠、健忘或记忆力减退、注意力不集中、耳鸣、情绪易波动或发怒及神经质等。病程后期心脑肾等靶器官受损或有合并症时,可出现相应的症状。

(三)合并症的表现

左心室肥厚的可靠体征为抬举性心尖冲动,表现为心尖冲动明显增强,搏动范围扩大及心尖冲动左移,提示左心室增大。主动脉瓣区第 2 心音可增加,带有金属音调。合并冠心病时可发生心绞痛,心肌梗死甚至猝死。晚期可发生心力衰竭。

脑血管合并症是我国高血压病最为常见的合并症,年发病率为 120/10 万～180/10 万,是急性心肌梗死的 4～6 倍。早期可有一过性脑缺血发作(TIA),还可发生脑血栓形成、脑栓塞(包括腔隙性脑梗死)、高血压脑病及颅内出血等。长期持久血压升高可引起良性小动脉性肾硬化症,从而导致肾实质的损害,可出现蛋白尿、肾功能损害,严重者可出现肾衰竭。

眼底血管被累及可出现视力进行性减退,严重高血压可促使形成主动脉夹层并破裂,常可致命。

四、实验室和特殊检查

(一)血压的测量

测量血压是诊断高血压和评估其严重程度的主要依据。目前评价血压水平的方法有以下 3 种。

1.诊所偶测血压

诊所偶测血压(简称偶测血压)是由医护人员在标准条件下按统一的规范进行测量,是目前诊断高血压和分级的标准方法。应相隔 2 分钟重复测量,以 2 次读数平均值为准,如 2 次测量的收缩压或舒张压读数相差超过 5 mmHg(0.7 kPa),应再次测量,并取 3 次读数的平均值。

2.自测血压

采用无创半自动或全自动电子血压计在家中或其他环境中患者给自己或家属给患者测量血压,称为自测血压,它是偶测血压的重要补充,在诊断单纯性诊所高血压,评价降压治疗的效果,改善治疗的依从性等方面均极其有益。

3.动态血压监测

一般监测的时间为 24 小时,测压时间间隔白天为 30 分钟,夜间为 60 分钟。动态血压监测提供 24 小时,白天和夜间各时间段血压的平均值和离散度,可较为客观和敏感地反映患者的实际血压水平,且可了解血压的变异性和昼夜变化的节律性,估计靶器官损害与预后,比偶测血压更为准确。

动态血压监测参考标准正常值为:24 小时低于 17.3/10.7 kPa(130/80 mmHg),白天低于 18.0/11.3 kPa(135/85 mmHg),夜间低于 16.7/10.0 kPa(125/75 mmHg)。夜间血压均值一般较白天均值低 10%~20%。正常血压波动曲线形状如长柄勺,夜间 2~3 时处于低谷,凌晨迅速上升,上午 6~8 时和下午 4~6 时出现两个高峰,尔后缓慢下降。早期高血压患者的动态血压曲线波动幅度较大,晚期患者波动幅度较小。

(二)尿液检查

肉眼观察尿的透明度、颜色,有无血尿;测比重、pH、蛋白和糖含量,并做镜检。尿比重降低（＜1.010）提示肾小管浓缩功能障碍。正常尿液 pH 在 5.0～7.0。某些肾脏疾病如慢性肾炎并发的高血压可在血糖正常的情况下出现糖尿，是由于近端肾小管重吸收障碍引起。尿微量蛋白可采用放免法或酶联免疫法测定，其升高程度，与高血压病程及合并的肾功能损害有密切关系。尿转铁蛋白排泄率更为敏感。

（三）血液生化检查

测定血钾、血尿素氮、肌酐、尿酸、空腹血糖、血脂，还可检测一些选择性项目如血浆肾素活性（PRA）、醛固酮。

（四）X 线胸片

早期高血压患者可无特殊异常，后期患者可见主动脉弓迂曲延长、左心室增大。X 线胸片对主动脉夹层、胸主动脉及腹主动脉缩窄有一定的帮助，但进一步确诊还需做相关检查。

（五）心电图检查

体表心电图对诊断高血压患者是否合并左心室肥厚、左心房负荷过重和心律失常有一定帮助。心电图诊断左心室肥厚的敏感性不如超声心动图，但对评估预后有帮助。

（六）超声心动图（UCG）检查

UCG 能可靠地诊断左心室肥厚，其敏感性较心电图高 7～10 倍。左心室重量指数（LVMI）是一项反映左心肥厚及其程度的较为准确的指标，与病理解剖的符合率和相关性较高。UCG 还可评价高血压患者的心脏功能，包括收缩功能、舒张功能。如疑有颈动脉、外周动脉和主动脉病变，应做血管超声检查；疑有肾脏疾病的患者，应做肾脏 B 超。

（七）眼底检查

可发现眼底的血管病变和视网膜病变。血管病变包括变细、扭曲、反光增强、交叉压迫及动静脉比例降低。视网膜病变包括出血、渗出、视盘水肿等。高血压眼底改变可分为 4 级：①Ⅰ级，视网膜小动脉出现轻度狭窄、硬化、痉挛和变细；②Ⅱ级，小动脉呈中度硬化和狭窄，出现动脉交叉压迫征，视网膜静脉阻塞；③Ⅲ级，动脉中度以上狭窄伴局部收缩，视网膜有棉絮状渗出、出血和水肿；④Ⅳ级，视神经乳盘水肿并有Ⅲ级眼底的各种表现。

高血压眼底改变与病情的严重程度和预后相关。Ⅲ和Ⅳ级眼底,是急进型和恶性高血压诊断的重要依据。

五、诊断和鉴别诊断

高血压患者应进行全面的临床评估。评估的方法是详细询问病史、做体格检查和实验室检查,必要时还要进行一些特殊的器械检查。

(一)诊断标准和分类

如表5-1所示,根据1999年世界卫生组织高血压专家委员会(WHO/ISH)确定的标准和中国高血压防治指南(1999年10月)的规定,18岁以上成年人高血压定义为:在未服抗高血压药物的情况下收缩压≥18.7 kPa(140 mmHg)和/或舒张压≥12.0 kPa(90 mmHg)。患者既往有高血压史,目前正服用抗高血压药物,血压虽已低于18.7/12.0 kPa(140/90 mmHg),也应诊断为高血压;患者收缩压与舒张压属于不同的级别时,应按两者中较高的级别分类。

表5-1 1999年WHO血压水平的定义和分类

类别	收缩压(mmHg)	舒张压(mmHg)
理想血压	<120	<80
正常血压	<120	<85
正常高值	130～139	85～89
1级高血压(轻度)	140～159	90～99
亚组:临界高血压	140～149	90～94
2级高血压(中度)	160～179	100～109
3级高血压(重度)	≥180	≥110
单纯收缩期高血压	≥140	<90
亚组:临界收缩期高血压	140～149	<90

注:1 mmHg=0.133 kPa。

(二)高血压的危险分层

高血压是脑卒中和冠心病的独立危险因素。高血压病患者的预后和治疗决策不仅要考虑血压水平,还要考虑到心血管疾病的危险因素、靶器官损害和相关的临床状况,并可根据某几项因素合并存在时对心血管事件绝对危险的影响,做出危险分层的评估,即将心血管事件的绝对危险性分为4类:低危、中危、高危和极高危。在随后的10年中发生一种主要心血管事件的危险性低危组、中危组、高危组和极高危组分别为低于15%、15%～20%、20%～30%和高于30%

（见表12-2）。

表 5-2　影响预后的因素

心血管疾病的危险因素	靶器官损害	合并的临床情况
用于危险性分层的危险因素： 　1.收缩压和舒张压的水平（1～3级） 　2.男性＞55岁 　3.女性＞65岁 　4.吸烟 　5.胆固醇＞5.72 mmol/L（2.2 mg/dL） 　6.糖尿病 　7.早发心血管疾病家族史（发病年龄＜55岁，女＜65岁） 加重预后的其他因素： 　1.高密度脂蛋白胆固醇降低 　2.低密度脂蛋白胆固醇升高 　3.糖尿病伴微量清蛋白尿 　4.葡萄糖耐量减低 　5.肥胖 　6.以静息为主的生活方式 　7.血浆纤维蛋白原增高	1.左心室肥厚（心电图、超声心动图或X线） 2.蛋白尿和/或血浆肌酐水平升高106～177 μmol/L（1.2～2.0 mg/dL） 3.超声或X线证实有动脉粥样硬化斑块（颈、髂、股或主动脉） 4.视网膜普遍或灶性动脉狭窄	脑血管疾病： 　1.缺血性脑卒中 　2.脑出血 　3.短暂性脑缺血发作（TIA） 心脏病： 　1.心肌梗死 　2.心绞痛 　3.冠状动脉血运重建 　4.充血性心力衰竭 肾脏疾病： 　1.糖尿病肾病 　2.肾衰竭（血肌酐水平＞177 μmol/L或2.0 mg/dL） 血管疾病： 　1.夹层动脉瘤 　2.症状性动脉疾病 重度高血压性视网膜病变 　1.出血或渗出 　2.视盘水肿

　　高血压危险分层的主要根据是弗明翰研究中心的平均年龄60岁（45～80岁）患者随访10年心血管疾病死亡、非致死性脑卒中和心肌梗死的资料。但西方国家高血压人群中并发的脑卒中发病率相对较低，而心力衰竭或肾脏疾病较常见，故这一危险性分层仅供我们参考（见表5-3）。

表 5-3　高血压病的危险分层

危险因素和病史	血压（kPa）		
	1级	2级	3级
Ⅰ 无其他危险因素	低危	中危	高危
Ⅱ 1～2 危险因素	中危	中危	极高危
Ⅲ ≥3 个危险因素或靶器官损害或糖尿病	高危	高危	极高危
Ⅳ 并存的临床情况	极高危	极高危	极高危

(三)鉴别诊断

在确诊高血压病之前应排除各种类型的继发性高血压,因为有些继发性高血压的病因可消除,其原发疾病治愈后,血压即可恢复正常。常见的继发性高血压有下列几种类型。

1.肾实质性疾病

慢性肾小球肾炎、慢性肾盂肾炎、多囊肾和糖尿病肾病等均可引起高血压。这些疾病早期均有明显的肾脏病变的临床表现,在病程的中后期出现高血压,至终末期肾病阶段高血压几乎都和肾功能不全相伴发。因此,根据病史、尿常规和尿沉渣细胞计数不难与原发性高血压的肾脏损害相鉴别。肾穿刺病理检查有助于诊断慢性肾小球肾炎;多次尿细菌培养和静脉肾盂造影对诊断慢性肾盂肾炎有价值。糖尿病肾病者均有多年糖尿病史。

2.肾血管性高血压

单侧或双侧肾动脉主干或分支病变可导致高血压。肾动脉病变可为先天性或后天性。先天性肾动脉狭窄主要为肾动脉肌纤维发育不良所致;后天性狭窄由大动脉炎、肾动脉粥样硬化、动脉内膜纤维组织增生等病变所致,此外,肾动脉周围粘连或肾蒂扭曲也可导致肾动脉狭窄。此病在成人高血压中不足 1%,但在骤发的重度高血压和临床上有可疑诊断线索的患者中则有较高的发病率。如有骤发的高血压并迅速进展至急进性高血压、中青年尤其是 30 岁以下的高血压且无其他原因、腹部或肋脊角闻及血管杂音,提示肾血管性高血压的可能。可疑病例可做肾动脉多普勒超声、口服卡托普利激发后做同位素肾图和肾素测定、肾动脉造影,数字减影血管造影术(DSA),有助于做出诊断。

3.嗜铬细胞瘤

嗜铬细胞瘤 90% 位于肾上腺髓质,右侧多于左侧。交感神经节和体内其他部位的嗜铬组织也可发生此病。肿瘤释放出大量儿茶酚胺,引起血压升高和代谢紊乱。高血压可为持续性,亦可呈阵发性。阵发性高血压发作的持续时间从十多分钟至数天,间歇期亦长短不等。发作频繁者一天可数次。发作时除血压骤然升高外,还有头痛、心悸、恶心、多汗、四肢冰冷和麻木感、视力减退、上腹或胸骨后疼痛等。典型的发作可由于情绪改变如兴奋、恐惧、发怒而诱发。年轻人难以控制的高血压,应注意与此病相鉴别。此病如表现为持续性高血压则难与原发性高血压相鉴别。血和尿儿茶酚胺及其代谢产物香草基杏仁酸(VMA)的测定、酚妥拉明试验、胰高血糖素激发试验、可乐宁抑制试验、甲氧氯普胺(灭吐灵)试验有助于做出诊断。超声、放射性核素及电子计算机 X 线体层显像(CT)、磁共振显像可显示肿瘤的部位。

4.原发性醛固酮增多症

病因为肾上腺肿瘤或增生所致的醛固酮分泌过多,典型的症状和体征见以下 3 个方面。

(1)轻至中度高血压。

(2)多尿尤其夜尿增多、口渴、尿比重下降、碱性尿和蛋白尿。

(3)发作性肌无力或瘫痪、肌痛、抽搐或手足麻木感等。

凡高血压者合并上述 3 项临床表现,并有低钾血症、高血钠性碱中毒而无其他原因可解释的,应考虑此病之可能。实验室检查可发现血和尿醛固酮升高,血浆肾素降低、尿醛固酮排泄增多等。

5.皮质醇增多症

系肾上腺皮质肿瘤或增生分泌糖皮质激素过多所致。除高血压外,有向心性肥胖、满月脸、水牛背、皮肤紫纹、毛发增多、血糖增高等特征,诊断一般并不困难。24 小时尿中 17-羟及 17-酮类固醇增多,地塞米松抑制试验及肾上腺皮质激素兴奋试验阳性有助于诊断。颅内蝶鞍 X 线检查、肾上腺 CT 扫描及放射性碘化胆固醇肾上腺扫描可用于病变定位。

6.主动脉缩窄

多数为先天性血管畸形,少数为多发性大动脉炎所引起。特点为上肢血压增高而下肢血压不高或降低,呈上肢血压高于下肢血压的反常现象。肩胛间区、胸骨旁、腋部可有侧支循环动脉的搏动和杂音或腹部听诊有血管杂音。胸部 X 线摄影可显示肋骨受侧支动脉侵蚀引起的切迹。主动脉造影可确定诊断。

六、治疗

(一)高血压患者的评估和监测程序

如图 5-1 所示,确诊高血压病的患者应根据其危险因素、靶器官损害及相关的临床情况做出危险分层。高危和极高危患者应立即开始用药物治疗。中危和低危患者则先监测血压和其他危险因素,而后再根据血压状况决定是否开始药物治疗。

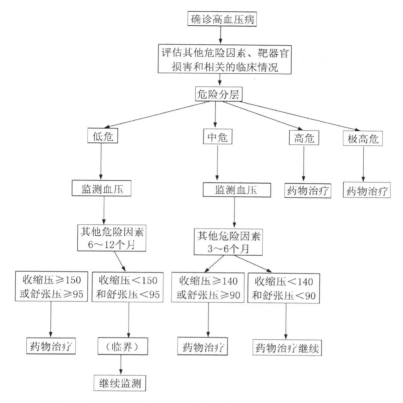

图 5-1 高血压病患者评估和处理程序(血压单位为 mmHg)

(二)降压的目标

根据新指南精神,中青年高血压患者血压应降至 17.3/11.3 kPa(130/85 mmHg)以下。HOT 研究表明,舒张压达到较低目标血压组的糖尿病患者,其心血管病危险明显降低,故伴糖尿病者应把血压降至 17.3/10.7 kPa(130/80 mmHg)以下;高血压合并肾功能不全、尿蛋白超过 1 g/24 h,至少应将血压降至17.3/10.7 kPa(130/80 mmHg),甚至 16.7/10.0 kPa(125/75 mmHg)以下;老年高血压患者的血压应控制在 18.7/12.0 kPa(140/90 mmHg)以下,且尤应重视降低收缩压。

(三)非药物治疗

高血压应采取综合措施治疗,任何治疗方案都应以非药物疗法为基础。积极有效的非药物治疗可通过多种途径干扰高血压的发病机制,起到一定的降压作用,并有助于减少靶器官损害的发生。非药物治疗的具体内容包括以下几项。

1.戒烟

吸烟所致的加压效应使高血压并发症如脑卒中、心肌梗死和猝死的危险性显著增加,并降低或抵消降压治疗的疗效,加重脂质代谢紊乱,降低胰岛素敏感性,减弱内皮细胞依赖性血管扩张效应和增加左心室肥厚的倾向。戒烟对心血管的良好益处,任何年龄组在戒烟1年后即可显示出来。

2.戒酒或限制饮酒

戒酒和减少饮酒可使血压显著降低。

3.减轻和控制体重

体重减轻10%,收缩压可降低0.8 kPa(6.6 mmHg)。超重10%以上的高血压患者体重减少5 kg,血压便明显降低,且有助于改善伴发的危险因素如糖尿病、高脂血症、胰岛素抵抗和左心室肥厚。新指南中建议体重指数(kg/m^2)应控制在24以下。

4.合理膳食

按WHO的建议,钠摄入每天应少于2.4 g(相当于氯化钠6 g)。通过食用含钾丰富的水果(如香蕉、橘子)和蔬菜(如油菜、苋菜、香菇、大枣等),增加钾的摄入。要减少膳食中的脂肪,适量补充优质蛋白质。

5.增加体力活动

根据新指南提供的参考标准,常用运动强度指标可用运动时的最大心率达到180或170次/分减去平时心率,如要求精确则采用最大心率的60%~85%作为运动适宜心率。运动频度一般要求每周3~5次,每次持续20~60分钟即可。中老年高血压患者可选择步行、慢跑、上楼梯、骑自行车等。

6.减轻精神压力,保持心理平衡

长期精神压力和情绪忧郁既是导致高血压,又是降压治疗效果欠佳的重要原因。应对患者作耐心的劝导和心理疏导,鼓励其参加体育/文化和社交活动,鼓励高血压患者保持宽松、平和、乐观的健康心态。

(四)初始降压治疗药物的选择

高血压病的治疗应采取个体化的原则。应根据高血压危险因素、靶器官损害及合并疾病等情况选择初始降压药物。

(五)高血压病的药物治疗

1.药物治疗原则

(1)采用最小的有效剂量以获得可能有的疗效而使不良反应减至最小。

（2）为了有效防止靶器官损害，要求一天 24 小时内稳定降压，并能防止从夜间较低血压到清晨血压突然升高而导致猝死、脑卒中和心脏病发作。要达到此目的，最好使用每天一次给药而有持续降压作用的药物。

（3）单一药物疗效不佳时不宜过多增加单种药物的剂量，而应及早采用两种或两种以上药物联合治疗，这样有助于提高降压效果而不增加不良反应。

（4）判断某一种或几种降压药物是否有效及是否需要更改治疗方案时，应充分考虑该药物达到最大疗效所需的时间。在药物发挥最大效果前过于频繁地改变治疗方案是不合理的。

（5）高血压病是一种终身性疾病，一旦确诊后应坚持终身治疗。

2.降压药物的选择

目前临床常用的降压药物有许多种类。无论选用何种药物，其治疗目的均是将血压控制在理想范围，预防或减轻靶器官损害。"新指南"强调，降压药物的选用应根据治疗对象的个体情况、药物的作用、代谢、不良反应和药物的相互作用确定。

3.临床常用的降压药物

临床常用的药物主要有六大类：利尿剂、α 受体阻滞剂、钙通道阻滞剂、血管紧张素转换酶抑制剂（ACEI）、β 受体阻滞剂及血管紧张素 II 受体拮抗剂。降压药物的疗效和不良反应情况个体间差异很大，临床应用时要充分注意。具体选用哪一种或几种药物就参照前述的用药原则全面考虑。

（1）利尿剂：此类药物可减少细胞外液容量、降低心排血量，并通过利钠作用降低血压。降压作用较弱，起作用较缓慢，但与其他降压药物联合应用时常有相加或协同作用，常可作为高血压的基础治疗。螺内酯不仅可以降压，而且能抑制心肌及血管的纤维化。

种类和应用方法：有噻嗪类、保钾利尿剂和襻利尿剂 3 类。降压治疗中比较常用的利尿剂有下列几种：氢氯噻嗪 12.5～25 mg，每天 1 次；阿米洛利 5～10 mg，每天 1 次；吲达帕胺 1.25～2.5 mg，每天 1 次；氯噻酮 12.5～25 mg，每天 1 次；螺内酯 20 mg，每天 1 次；氨苯蝶啶 25～50 mg，每天 1 次。在少数情况下用呋塞米（速尿）20～40 mg，每天 2 次。

主要适应证：利尿剂可作为无并发症高血压患者的首选药物，主要适用于轻中度高血压，尤其是老年高血压包括老年单纯性收缩期高血压、肥胖及并发心力衰竭患者。襻利尿剂作用迅速，肾功能不全时应用较多。

注意事项：利尿剂应用可降低血钾，尤以噻嗪类和呋塞米为明显，长期应用者应适量补钾(每天1～3 g),并鼓励多吃水果和富含钾的绿色蔬菜。此外,噻嗪类药物可干扰糖、脂和尿酸代谢,故应慎用于糖尿病和血脂代谢失调者,禁用于痛风患者。保钾利尿剂因可升高血钾,应尽量避免与 ACEI 合用,禁用于肾功能不全者。利尿剂的不良反应与剂量密切相关,故宜采用小剂量。

(2)β受体阻滞剂:通过减慢心率、减低心肌收缩力、降低心排血量、减低血浆肾素活性等多种机制发挥降压作用。其降压作用较弱,起效时间较长(1～2 周)。

主要适应证:主要适用于轻中度高血压,尤其是在静息时心率较快(>80 次/分)的中青年患者,也适用于高肾素活性的高血压、伴心绞痛或心肌梗死后及伴室上性快速心律失常者。

种类和应用方法:常用于降压治疗的 $β_1$ 受体阻滞剂有:美托洛尔 25～50 mg,每天 1～2 次;阿替洛尔 25 mg,每天 1～2 次;比索洛尔 2.5～10 mg,每天 1 次。选择性 $α_1$ 和非选择性 β 受体阻滞剂有:拉贝洛尔每次 0.1 g,每天 3～4 次,以后按需增至 0.6～0.8 g,重症高血压可达每天1.2～2.4 g;卡维地洛 6.25～12.5 mg,每天 2 次。拉贝洛尔和美托洛尔均有静脉制剂,可用于重症高血压或高血压危象而需要较迅速降压治疗的患者。

注意事项:常见的不良反应有疲乏和肢体冷感,可出现躁动不安、胃肠功能不良等。还可能影响糖代谢、脂代谢,因此伴有心脏传导阻滞、哮喘、慢性阻塞性肺部疾病及周围血管疾病患者应列为禁忌;因此类药可掩盖低血糖反应,因此应慎用于胰岛素依赖性糖尿病患者。长期应用者突然停药可发生反跳现象,即原有的症状加重、恶化或出现新的表现,较常见有血压反跳性升高,伴头痛、焦虑、震颤、出汗等,称之为撤药综合征。

(3)钙通道阻滞剂(CCB):主要通过阻滞细胞质膜的钙离子通道、松弛周围动脉血管的平滑肌,使外周血管阻力下降而发挥降压作用。

主要适应证:可用于各种程度的高血压,尤其是老年高血压、伴冠心病心绞痛、周围血管病、糖尿病或糖耐量异常妊娠期高血压及合并有肾脏损害的患者。

种类和应用方法:应优先考虑使用长效制剂如非洛地平缓释片 2.5～5 mg,每天 1 次;硝苯地平控释片 30 mg,每天 1 次;氨氯地平 5 mg,每天 1 次;拉西地平 4 mg,每天 1～2 次;维拉帕米缓释片120～240 mg,每天 1 次;地尔硫䓬缓释片 90～180 mg,每天 1 次。由于有诱发猝死之嫌,速效二氢吡啶类钙通道阻滞剂的临床使用正在逐渐减少,而提倡应用长效制剂。其价格一般较低廉,在经济条件落后的农村及边远地区速效制剂仍不失为一种可供选择的抗高血压药物,可使用硝苯地平或尼群地平普通片剂 10 mg,每天 2～3 次。

注意事项:主要不良反应为血管扩张所致的头痛、颜面潮红和踝部水肿,发生率在10%以下,需要停药的只占极少数。踝部水肿系由于毛细血管前血管扩张而非水钠潴留所致。硝苯地平的不良反应较明显且可引起反射性心率加快,但若从小剂量开始逐渐加大剂量,可明显减轻或减少这些不良反应。非二氢吡啶类对传导功能及心肌收缩力有负性影响,因此禁用于心脏传导阻滞和心力衰竭时。

(4)血管紧张素转换酶抑制剂(ACEI):通过抑制血管紧张素转换酶使血管紧张素Ⅱ生成减少,并抑制缓激肽,使缓激肽降解。这类药物可抑制循环和组织的RAAS,减少神经末梢释放去甲肾上腺素和血管内皮形成内皮素;还可作用于缓激肽系统,抑制缓激肽降解,增加缓激肽和扩张血管的前列腺素的形成。这些作用不仅能有效降低血压,而且具有靶器官保护的功能。

ACEI对糖代谢和脂代谢无影响,血浆尿酸可能降低。即使合用利尿剂亦可维持血钾稳定,因ACEI可防止利尿剂所致的继发性高醛固酮血症。此外,ACEI在产生降压作用时不会引起反射性心动过速。

种类和应用方法:常用的ACEI有:卡托普利25~50 mg,每天2~3次;依那普利5~10 mg,每天1~2次;苯那普利5~20 mg,雷米普利2.5~5 mg,培哚普利4~8 mg,西那普利2.5~10 mg,福辛普利10~20 mg,均每天1次。

主要适应证:ACEI可用来治疗轻中度或严重高血压,尤其适用于伴左心室肥厚、左心室功能不全或心力衰竭、糖尿病并有微量蛋白尿、肾脏损害(血肌酐<265 μmol/L)并有蛋白尿等患者。本药还可安全地使用于伴有慢性阻塞性肺部疾病或哮喘、周围血管疾病或雷诺现象、抑郁症及胰岛素依赖性糖尿病患者。

注意事项:最常见不良反应为持续性干咳,发生率为3%~22%。多见于用药早期(数天至几周),亦可出现于治疗的后期,其机制可能由于ACEI抑制了激肽酶Ⅱ,使缓激肽的作用增强和前列腺素形成。症状不重应坚持服药,半数可在2~3月内咳嗽消失。改用其他ACEI,咳嗽可能不出现。福辛普利和西拉普利引起干咳少见。其他可能发生不良反应有低血压、高钾血症、血管神经性水肿(偶尔可致喉痉挛、喉或声带水肿)、皮疹及味觉障碍。

双侧肾动脉狭窄或单侧肾动脉严重狭窄、合并高血钾血症或严重肾衰竭等患者ACEI应列为禁忌。因有致畸危险也不能用于合并妊娠的妇女。

(5)血管紧张素Ⅱ受体拮抗剂(ARB):这类药物可选择性阻断AngⅡ的Ⅰ型受体而起作用,具有ACEI相似的血流动力学效应。从理论上讲,其比ACEI存在如下优点:①作用不受ACE基因多态性的影响。②还能抑制非ACE催化产生的 AngⅡ的致病作用。③促进 AngⅡ与血管紧张素Ⅱ型受体（AT_2）结合发挥"有益"效应。这 3 项优点结合起来将可能使 ARB 的降血压及对靶器官保护作用更有效，但需要大规模的临床试验进一步证实，目前尚无循证医学的证据表明 ARB 的疗效优于或等同于 ACEI。

种类和应用方法：目前在国内上市的 ARB 有 3 类。第一、二、三代分别为氯沙坦、缬沙坦、依贝沙坦。氯沙坦 50～100 mg，每天 1 次，氯沙坦和小剂量氢氯噻嗪（25 mg/d）合用，可明显增强降压效应；缬沙坦 80～160 mg，每天 1 次；依贝沙坦 150 mg，每天 1 次；替米沙坦 80 mg，每天 1 次；坎地沙坦 1 mg，每天 1 次。

主要适应证：适用对象与 ACEI 相同。目前主要用于 ACEI 治疗后发生干咳等不良反应且不能耐受的患者。氯沙坦有降低血尿酸作用，尤其适用于伴高尿酸血症或痛风的高血压患者。

注意事项：此类药物的不良反应轻微而短暂，因不良反应需中止治疗者极少。不良反应为头晕、与剂量有关的直立性低血压、皮疹、血管神经性水肿、腹泻、肝功能异常、肌痛和偏头痛等。禁用对象与 ACEI 相同。

（6）α_1 受体阻滞剂：这类药可选择性阻滞血管平滑肌突触后膜 α_1 受体，使小动脉和静脉扩张，外周阻力降低。长期应用对糖代谢并无不良影响，且可改善脂代谢，升高 HDL-C 水平，还能减轻前列腺增生患者的排尿困难，缓解症状。降压作用较可靠，但是否与利尿剂、受体阻滞剂一样具有降低病死率的效益，尚不清楚。

种类和应用方法：常用制剂有哌唑嗪 1 mg，每天 1 次；多沙唑嗪 1～6 mg，每天 1 次；特拉唑嗪 1～8 mg，每天 1 次；苯哌地尔 25～50 mg，每天 2 次。

适应证：目前一般用于轻中度高血压，尤其适用于伴高脂血症或前列腺肥大患者。

注意事项：主要不良反应为"首剂现象"，多见于首次给药后 30～90 分钟，表现为严重的直立性低血压、眩晕、晕厥、心悸等，系由于内脏交感神经的收缩血管作用被阻滞后，静脉舒张使回心血量减少。首剂现象以哌唑嗪较多见，特拉唑嗪较少见。合用 β 受体阻滞剂、低钠饮食或曾用过利尿剂者较易发生。防治方法是首剂量减半，临睡前服用，服用后平卧或半卧休息 60～90 分钟，并在给药前至少一天停用利尿剂。其他不良反应有头痛、嗜睡、口干、心悸、鼻塞、乏力、性功能障碍等，常可在连续用药过程中自行减轻或缓解。有研究表明哌唑嗪能增加高血压患者的病死率，因此现在临床上已很少应用。

(六)降压药物的联合应用

降压药物的联合应用已公认为是较好和合理的治疗方案。

1.联合用药的意义

研究表明,单药治疗使高血压患者血压达标(<140/90 mmHg 或 18.7/12.0 kPa)比率仅为 40%~50%,而两种药物的合用可使 70%~80%的患者血压达标。HOT 试验结果表明,达到预定血压目标水平的患者中,采用单一药物、两药合用或三药合用的患者分别占 30%~40%、40%~50%和少于 10%,处于联合用药状态约占 68%。

联合用药可减少单一药物剂量,提高患者的耐受性和依从性。单药治疗如效果欠佳,只能加大剂量,这就增加不良反应发生的危险性,且有的药物随剂量增加,不良反应增大的危险性超过了降压作用增加的效益,亦即药物的危险/效益比转向不利的一面。联合用药可避免此种两难局面。

联合用药还可使不同的药物互相取长补短,有可能减轻或抵消某些不良反应。任何药物在长期治疗中均难以完全避免其不良反应,如 β 受体阻滞剂的减慢心率作用,CCB 可引起踝部水肿和心率加快。这些不良反应如能选择适当的合并用药就有可能被矫正或消除。

2.利尿剂为基础的两种药物联合应用

大型临床试验表明,噻嗪类利尿剂可与其他降压药有效地合用,故在需要合并用药时利尿剂可作为基础药物。常采用下列合用方法。

(1)利尿剂+ACEI 或血管紧张素 Ⅱ 受体拮抗剂:利尿剂的不良反应是激活肾素-血管紧张素-醛固酮系统(RAAS),造成一系列不利于降低血压的负面作用。然而,这反而增强了 ACEI 或血管紧张素 Ⅱ 受体拮抗剂对 RAAS 的阻断作用,亦即这两种药物通过利尿剂对 RAAS 的激活,可产生更强有力的降压效果。此外,ACEI 和血管紧张素 Ⅱ 受体拮抗剂由于可使血钾水平稍上升,从而能防止利尿剂长期应用所致的电解质紊乱,尤其是低血钾等不良反应。

(2)利尿剂+β 受体阻滞剂或 α_1 受体阻滞剂:β 受体阻滞剂可抵消利尿剂所致的交感神经兴奋和心率增快作用,而噻嗪类利尿剂又可消除 β 受体阻滞剂或 α_1 受体阻滞剂的促肾滞钠作用。此外,在对血管的舒缩作用上噻嗪类利尿剂可加强 α_1 受体阻滞剂的扩血管效应,而抵消 β 受体阻滞剂的缩血管作用。

3.CCB 为基础的两药合用

我国临床上初治药物中仍以 CCB 最为常用。国人对此类药一般均有良好反应,CCB 为基础的联合用药在我国有广泛的基础。

(1)CCB＋ACEI:前者具有直接扩张动脉的作用,后者通过阻断 RAAS 和降低交感活性,既扩张动脉,又扩张静脉,故两药在扩张血管上有协同降压作用。二氢吡啶类 CCB 产生的踝部水肿可被 ACEI 消除。两药在心肾和血管保护上,在抗增殖和减少蛋白尿上亦均有协同作用。此外,ACEI 可阻断 CCB 所致反射性交感神经张力增加和心率加快的不良反应。

(2)二氢吡啶类 CCB＋β 受体阻滞剂:前者具有的扩张血管和轻度增加心排血量的作用,正好抵消 β 受体阻滞剂的缩血管及降低心排血量作用。两药对心率的相反作用可使患者心率不受影响。

4.其他的联合应用方法

如两药合用仍不能奏效,可考虑采用 3 种药物合用,例如噻嗪类利尿剂加 ACEI 加水溶性 β 受体阻滞剂(阿替洛尔),或噻嗪类利尿剂加 ACEI 加 CCB,及利尿剂加 β 受体阻滞剂加其他血管扩张剂(肼屈嗪)。

七、高血压危象

(一)定义和分类

已经有许多不同的名词被用于血压重度急性升高的情况。但多数研究者将高血压急症定义为收缩压或舒张压急剧增高(如舒张压增高到 120 mmHg 或 16.0 kPa 以上),同时伴有中枢神经系统、心脏或肾脏等靶器官损伤。高血压急症较少见,此类患者需要在严密监测下通过静脉给药的方法使血压立即降低。与高血压急症不同,如果患者的血压重度增高,但无急性靶器官损害的证据,则定义为高血压次急症。对此类患者,需在 24～48 小时内使血压逐渐下降。两者统称为高血压危象(见表 5-4)。

表 5-4　高血压危象的分类

高血压急症	高血压次急症
高血压脑病	进急性恶性高血压
颅内出血	循环中儿茶酚胺水平过高
动脉硬化栓塞性脑梗死	降压药物的撤药综合征
急性肺水肿	服用拟交感神经药物
急性冠脉综合征	食物或药物与单胺氧化酶抑制剂相互作用
急性主动脉夹层	围术期高血压
急性肾衰竭	
肾上腺素能危象	
子痫	

(二)临床表现

高血压危象的症状和体征的轻重往往因人而异。一般症状可有出汗、潮红、苍白、眩晕、濒死感、耳鸣、鼻出血；心脏症状可有心悸、心律失常、胸痛、呼吸困难、肺水肿；脑部症状可有头痛、头晕、恶心、眩目、局部症状、痛性痉挛、昏迷等；肾脏症状有少尿、血尿、蛋白尿、电解质紊乱、氮质血症、尿毒症；眼部症状有闪光、点状视觉、视力模糊、视觉缺陷、复视、失明。

(三)高血压危象的治疗

1.治疗的一般原则

对高血压急症患者，需在 ICU 中严密监测（必要时进行动脉内血压监测），通过静脉给药迅速控制血压（但并非降至正常水平）。对高血压次急症患者，应在 24～48 小时内逐渐降低血压（通常给予口服降压药）。

静脉用药控制血压的即刻目标是在 30～60 分钟内将舒张压降低 10％～15％，或降到14.7 kPa(110 mmHg)左右。对急性主动脉夹层患者，应 15～30 分钟内达到这一目标。以后用口服降压药维持。

2.高血压急症的治疗

导致高血压急症的疾病基础很多。目前有多种静脉用药可作降压之用（见表 5-5）。

表 5-5　高血压急症静脉用药的选择

	药物选择
急性肺水肿	硝普钠或乌拉地尔，与硝酸甘油和一种襻利尿剂合用
急性心肌缺血	柳氨苄心尔或美托洛尔，与硝酸甘油合用。如血压控制不满意，可加用尼卡地平或非诺多泮
脑卒中	柳氨苄心定、尼卡地平或非诺多泮
急性主动脉夹层	柳氨苄心定、或硝普钠加美托洛尔
子痫	肼苯哒嗪，亦可选用柳氨苄心定或尼卡地平
急性肾衰竭/微血管性贫血	非诺多泮或尼卡地平
儿茶酚胺危象	尼卡地平、维拉帕米或非诺多泮

（1）高血压脑病：高血压脑病的首选治疗包括静脉注射硝普钠、柳氨苄心定、乌拉地尔或尼卡地平。

（2）脑血管意外：对任何种类的急性脑卒中患者给予紧急降压治疗所能得到的益处目前还都是推测性的，还缺少充分的临床和实验研究证据。①颅内出血：

血压小于 24.0/14.0 kPa(180/105 mmHg)无须降压。血压大于 30.7/16.0 kPa(230/120 mmHg)可静脉给予柳胺苄心定、拉贝洛尔、硝普钠、乌拉地尔。血压在 24.0～30.7/20.0～16.0 kPa(180～230/150～120 mmHg)之间可静脉给药,也可口服给药。②急性缺血性脑卒中(中风):参照颅内出血的治疗方案。

(3)急性主动脉夹层:一旦确定为主动脉夹层的诊断,即应力图在 15～30 分钟内使血压降至最低可以耐受的水平(即保持足够的器官灌注)。最初的治疗应包括联合使用静脉硝普钠和一种静脉给予的 β 受体阻滞剂,其中美托洛尔最为常用。尼卡地平或非诺多泮也可使用。柳氨苄心定兼有 α 和 β 受体阻滞作用,可作为硝普钠和 β 受体阻滞剂联合方案的替代。另外,地尔硫䓬静脉滴注也可用于主动脉夹层。

(4)急性左心室衰竭和肺水肿:严重高血压可诱发急性左心室衰竭。在这种情况下,可给予扩血管药如硝普钠直接减轻心脏后负荷。也可选用硝酸甘油。

(5)冠心病和急性心肌梗死:静脉给予硝酸甘油是这种高血压危象时的首选药物。次选药为柳氨苄心定,静脉给予。如血压控制不满意,可加用尼卡地平或非诺多泮。

(6)围术期高血压:降压药物的选用应根据患者的背景情况,在密切观察下可选用乌拉地尔、柳氨苄心定、硝普钠和硝酸甘油等。

(7)子痫:近年来,在舒张压超过 15.3 kPa(115 mmHg)或发生子痫时,传统上采用肼曲嗪(肼苯哒嗪)静脉注射,此药能有效降低血压而不减少胎盘血流。现今在有重症监护的条件下,静脉给予柳氨苄心定和尼卡地平被认为更安全有效。如惊厥出现或迫近,可注射硫酸镁。

3.高血压次急症的治疗

对高血压次急症患者,过快降压会影响心脏和脑的血流供应(尤其是老年人),引起严重的不良反应。如果血压暂时升高的原因是容易识别的,如疼痛或急性焦虑,则合适的治疗是止痛药或抗焦虑药。如果血压增高的原因不明,可给予各种口服降压药(见表 5-6)。降压治疗的目的是使增高的血压在 24～48 小时内逐渐降低,这种治疗方法需要在发病后头几天对患者进行密切的随访。

在目前缺少任何对各种高血压药物长期疗效进行比较的资料的情况下,药物品种的选择应根据其作用机制、疗效和安全性资料确定。

硝苯地平和卡托普利加快心率,可乐宁和柳氨苄心定则减慢心率。这对于冠心病患者特别重要。其他应注意的问题包括:柳氨苄心定慎用于支气管痉挛和心动过缓及二度以上房室传导阻滞患者;卡托普利不可用于双侧肾动脉狭窄患者。在血容量不足的患者,抗高血压药的使用均应小心。

表 5-6　治疗高血压次急症常用的口服药

药名	作用机制	剂量(mg)	说明
卡托普利	ACE 抑制剂	25～50	口服或舌下给药。最大作用见于给药后 30～90 分钟内。在体液容量不足者,易有血压过度下降。肾动脉狭窄患者禁用
硝酸甘油	血管扩张剂	1.25～2.5	舌下给药,最大作用见于 15～30 分钟内。推荐用于冠心病患者
尼卡地平	钙通道阻滞剂	30	口服或舌下给药。仅有少量心率增快。比硝苯地平起效慢而降压时间更长。可致低血压的潮红
柳氨苄心定	α 和 β 受体阻滞剂	200～1 200	口服给药。禁用于慢性阻塞性肺病、充血性心力衰竭恶化、心动过缓的患者。可引起低血压、眩晕、头痛、呕吐、潮红
可乐宁	α 激动剂	0.1,每 20 分钟一次	口服后 30 分钟至 2 小时起效,最大作用见于 1～4 小时内,作用维持 6～8 小时。不良反应为嗜睡、眩晕、口干和停药后血压反跳
呋塞米 (速尿)	襻利尿剂	40～80	口服给药。可继其他抗高血压措施之后给药

第二节　继发性高血压

　　继发性高血压也称症状性高血压,是指由一定的基础疾病引起的高血压,占所有高血压患者的1％～5％。由于继发性高血压的出现与某些确定的疾病和原因有关,一旦这些原发疾病(如原发性醛固酮增多症、嗜铬细胞瘤、肾动脉狭窄等)治愈后,高血压即可消失。所以临床上,对一个高血压患者(尤其是初发病例),应给予全面详细评估,以发现有可能的继发性高血压的病因,以利于进一步治疗。

一、继发性高血压的基础疾病

(一)肾性高血压

(1)肾实质性:急、慢性肾小球肾炎,多囊肾,糖尿病肾病,肾积水。

（2）肾血管性：肾动脉狭窄、肾内血管炎。

（3）肾素分泌性肿瘤。

（4）原发性钠潴留（Liddles 综合征）。

（二）内分泌性高血压

（1）肢端肥大症。

（2）甲状腺功能亢进。

（3）甲状腺功能减退。

（4）甲状旁腺功能亢进。

（5）肾上腺皮质：库欣综合征、原发性醛固酮增多症、嗜铬细胞瘤。

（6）女性长期口服避孕药。

（7）绝经期综合征等。

（三）血管病变

主动脉缩窄、多发性大动脉炎。

（四）颅脑病变

脑肿瘤、颅内压增高、脑外伤、脑干感染等。

（五）药物

如糖皮质激素、拟交感神经药、甘草等。

（六）其他

高原病、红细胞增多症、高血钙等。

二、常见的继发性高血压几种类型的特点

（一）肾实质性疾病所致的高血压

1.急性肾小球肾炎

（1）多见于青少年。

（2）起病急。

（3）有链球菌感染史。

（4）发热、血尿，水肿等表现。

2.慢性肾小球肾炎

应注意与高血压病引起的肾脏损害相鉴别。

（1）反复水肿史。

（2）贫血明显。

（3）血浆蛋白低。

（4）蛋白尿出现早而血压升高相对轻。

（5）眼底病变不明显。

3.糖尿病肾病

无论是胰岛素依赖型糖尿病（1型）或非胰岛素依赖型糖尿病（2型），均可发生肾损害而有高血压，肾小球硬化、肾小球毛细血管基膜增厚为主要的病理改变，早期肾功能正常，仅有微量蛋白尿，血压也可能正常；病情发展，出现明显蛋白尿及肾功能不全时血压升高。

对于肾实质病变引起的高血压，可以应用 ACEI 治疗，对肾脏有保护作用，除降低血压外，还可减少蛋白尿，延缓肾功能恶化。

（二）嗜铬细胞瘤

肾上腺髓质或交感神经节等嗜铬细胞肿瘤，间歇或持续分泌过多的肾上腺素和去甲肾上腺素，出现阵发性或持续性血压升高。其临床特点包括以下几个方面。

（1）有剧烈头痛，心动过速、出汗、面色苍白、血糖增高、代谢亢进等特征。

（2）对一般降压药物无效。

（3）血压增高期测定血或尿中儿茶酚胺及其代谢产物香草基杏仁酸（VMA），显著增高。

（4）超声、放射性核素、CT、磁共振显像可显示肿瘤的部位。

（5）大多数肿瘤为良性，可做手术切除。

（三）原发性醛固酮增多症

此病系肾上腺皮质增生或肿瘤分泌过多醛固酮所致。其特征包括以下几点。

（1）长期高血压伴顽固的低血钾。

（2）肌无力、周期性瘫痪、烦渴、多尿等。

（3）血压多为轻、中度增高。

（4）实验室检查：有低血钾、高血钠、代谢性碱中毒、血浆肾素活性降低、尿醛固酮排泄增多。

（5）螺内酯（安体舒通）试验（＋）具有诊断价值。

（6）超声、放射性核素、CT 可做定位诊断。

（7）大多数原发性醛固酮增多症是由单一肾上腺皮质腺瘤所致，手术切除是最好的治疗方法。

（8）螺内酯是醛固酮拮抗剂，可使血压降低，血钾升高，症状减轻。

（四）皮质醇增多症（库欣综合征）

由于肾上腺皮质肿瘤或增生，导致皮质醇分泌过多。其临床特点表现为以下几点。

（1）水钠潴留，高血压。

（2）向心性肥胖、满月脸，多毛、皮肤纹、血糖升高。

（3）24 小时尿中 17-羟类固醇或 17-酮类固醇增多。

（4）肾上腺皮质激素兴奋者试验阳性。

（5）地塞米松抑制试验阳性。

（6）颅内蝶鞍 X 线检查、肾上腺 CT 扫描及放射性碘化胆固醇肾上腺扫描可用于病变定位。

（五）肾动脉狭窄

（1）可为单侧或双侧。

（2）青少年患者的病变性质多为先天性或炎症性，老年患者多为动脉粥样硬化性。

（3）高血压进展迅速或高血压突然加重，呈恶性高血压表现。

（4）舒张压中、重度升高。

（5）四肢血压多不对称，差别大，有时呈无脉症。

（6）体检时可在上腹部或背部肋脊角处闻及血管杂音。

（7）眼底呈缺血性进行性改变。

（8）对各类降压药物疗效较差。

（9）大剂量断层静脉肾盂造影，放射性核素肾图有助诊断。

（10）肾动脉造影可明确诊断。

（11）药物治疗可选用 ACEI 或钙通道阻滞剂，但双侧肾动脉狭窄者不宜应用，以避免可能使肾小球滤过率进一步降低，肾功能恶化。

（12）经皮肾动脉成形术（PTRA）手术简便，疗效好，为首选治疗。

（13）必要时，可行血流重建术、肾移植术、肾切除术。

（六）主动脉缩窄

为先天性血管畸形，少数为多发性大动脉炎引起。其临床特点表现为以下几点。

（1）上肢血压增高而下肢血压不高或降低，呈上肢血压高于下肢的反常现象。

（2）肩胛间区、胸骨旁、腋部可有侧支循环动脉的搏动和杂音或腹部听诊有血管杂音。

（3）胸部 X 线摄影可显示肋骨受侧支动脉侵蚀引起的切迹。

（4）主动脉造影可确定诊断。

参考文献

［1］王庭槐.心血管系统［M］.北京：北京大学医学出版社，2019.

［2］毕新同.临床心血管常见疾病［M］.天津：天津科学技术出版社，2020.

［3］吕志前.心脏疾病诊断与治疗［M］.上海：上海科学技术文献出版社，2020.

［4］杨毅宁，李晓梅.如何防治心血管疾病［M］.乌鲁木齐：新疆科学技术出版社，2020.

［5］胡伟国，魏盟.起搏心电图解读与案例分析［M］.上海：上海科学技术出版社，2019.

［6］吕新.临床心电图鉴别诊断与应用［M］.长春：吉林科学技术出版社，2019.

［7］朱珍妮.心血管疾病膳食指导［M］.北京：人民卫生出版社，2020.

［8］于沁，褚晨宇，黄玲.现代心血管病学［M］.天津：天津科学技术出版社，2019.

［9］王阶.实用心血管病证中西医治疗学［M］.北京：人民卫生出版社，2019.

［10］李培武，王丽平.急诊常见心电图识别与诊治原则［M］.北京：科学出版社，2019.

［11］刘春霞，郑萍，陈艳芳.心血管系统疾病［M］.北京：人民卫生出版社，2020.

［12］那荣妹，司晓云.心血管疾病诊疗精要［M］.贵阳：贵州科学技术出版社，2020.

［13］李巧春.心血管疾病诊疗研究［M］.乌鲁木齐：新疆人民卫生出版社，2020.

［14］张晶，陈涛，林美萍.中西医结合心血管病临床诊疗［M］.长春：吉林科学技术出版社，2019.

［15］叶林.实用心血管疾病诊疗技术［M］.北京：科学技术文献出版社，2020.

［16］杨杰书.临床心血管疾病综合治疗学［M］.长春：吉林科学技术出版社，2019.

［17］吴斌，李惠玲.心血管病及并发症鉴别诊断与治疗［M］.郑州：河南科学技术出版社，2019.

[18] 何建桂,柳俊.心血管疾病预防与康复[M].广州:中山大学出版社,2020.

[19] 邹弘麟.充血性心力衰竭与心脏移植[M].北京:北京大学医学出版社,2019.

[20] 胡日波.实用胸心血管外科学[M].昆明:云南科技出版社,2020.

[21] 宋雷,惠汝太.心血管疾病与精准医学[M].北京:人民卫生出版社,2019.

[22] 张兆光.心血管外科诊疗常规[M].北京:中国医药科技出版社,2020.

[23] 李阳.心血管内科诊疗精要[M].南昌:江西科学技术出版社,2020.

[24] 陈鹏.心血管疾病基本知识与技术[M].天津:天津科学技术出版社,2020.

[25] 金强.心血管疾病简明诊疗学[M].长春:吉林科学技术出版社,2019.

[26] 郑曼.常见心血管病区域医疗策略[M].北京:科学技术文献出版社,2020.

[27] 赵红,周艺,丁永兴.新编心血管疾病诊疗与介入[M].长春:吉林科学技术出版社,2020.

[28] 于海华.心血管疾病临床诊断与治疗[M].北京:科学技术文献出版社,2019.

[29] 马术魁.心血管疾病临床诊疗[M].长春:吉林科学技术出版社,2020.

[30] 赵新华.心内科疾病诊治精要[M].开封:河南大学出版社,2020.

[31] 姜志胜.心血管病理生理学[M].北京:人民卫生出版社,2020.

[32] 蔡绪虎.现代心血管疾病预防与治疗[M].北京:科学技术文献出版社,2020.

[33] 裴建明.心血管生理学基础与临床[M].北京:高等教育出版社,2020.

[34] 翟向红.临床心电图诊断与应用[M].长春:吉林科学技术出版社,2019.

[35] 姜炜炜.临床心电图解析与诊断[M].北京:科学技术文献出版社,2019.

[36] 朱兆平,赵哲.心血管疾病的保健与康复[J].中华养生保健,2019(1):34-35.

[37] 李玲.动态心电图与常规心电图诊断冠心病患者心律失常的比较.心电图杂志,2020,9(1):9-10.

[38] 陈桂英,张苗苗,吴群红.心血管疾病的整合管理[J].中国全科医学,2020,23(11):1368-1371.

[39] 国方.常规心电图与动态心电图对心肌缺血及心律失常检出率对比分析.中国现代医药杂志,2019,21(11):90-92.

[40] 缪育新,杨旭平,王小艳.探讨动态心电图与常规心电图在检测心肌缺血方面的比较.心电图杂志,2020,9(1):21-22.